75歳・超人的健康のヒミツ

「スーパー糖質制限」の実践

江部康二

光文社新書

はじめに　1000万人に1人の男⁉

私は1950年1月8日生まれです。2002年6月、52歳で糖尿病を発症しました。即「スーパー糖質制限食」を開始し、後期高齢者となる75歳現在まで、23年間、継続して実践しています。その結果、

①歯は全部残っており、虫歯なし。歯周病なし。
②目は裸眼で『広辞苑』の小さい文字が読め、車の運転もできる。
③聴力低下なし。

④夜間尿なし。
⑤身長の縮みなし。
⑥52歳で糖尿病発症も、内服薬なし。
⑦ＨｂＡ１ｃ《ヘモグロビンエーワンシー》は、５・５〜５・９％を維持し、糖尿病合併症なし。
⑧血圧は、１２０〜１３５／70〜85㎜Hgと、正常で、降圧剤内服なし。
⑨テニス歴は40年以上であるが、どこも痛くない。

以上のように、明らかに、糖質制限食実践により老化が防げています。

75歳で、「①②③④⑤⑥⑦⑧⑨がすべて揃う確率」は、ざっと1000万人に1人で、ほぼ超人といえます。皮肉なことに、糖尿病を発症し、糖質制限食を開始したからこそ、実現できた「超人的健康」といえるでしょう。

糖質制限食とは、京都・高雄《たかお》病院で１９９９年から、糖尿病やメタボ治療を目的として、開始した食事療法です。文字どおり、糖質を制限する食事です。

糖質とは、五大栄養素（炭水化物、タンパク質、脂質、ビタミン、ミネラル）のうち、炭水化物から食物繊維を引いたものを指します。

糖質制限食の中でも、最も厳格に糖質を制限するのが「スーパー糖質制限食」です。


高雄病院のスーパー糖質制限給食メニューは、平均すると、

タンパク質：32％、脂質：56％、糖質：12％

の割合となります。

入院中は、給食費の都合上、１８００キロカロリー／日と、やや少なめですが、退院後は、厚生労働省のいう「推定エネルギー必要量」を摂取してよいとしています。

米国糖尿病学会（ＡＤＡ）によれば、三大栄養素のうち、血糖値を直接上昇させるのは糖質だけで、タンパク質・脂質は直接上げません。

糖質制限食は、糖質を制限して、血糖値の上昇を予防する食事療法です。

厚生労働省による2019年の「国民健康・栄養調査」によると、日本人（20歳以上）の平均エネルギー摂取量は約1900キロカロリーで、三大栄養素の摂取比率は、「タンパク質：15・0％、脂質：29・0％、炭水化物：56・0％」です。

厚生労働省は、日本人の理想的な食事の栄養バランスとして、1日に必要なエネルギーの13～20％をタンパク質、20～30％を脂質、50～65％を糖質から摂取することを推奨しています。

日本糖尿病学会は、『糖尿病診療ガイドライン2019』からは栄養素摂取比率の目標値をステートメントから削除しましたが、患者向けには現在、総摂取エネルギーの40～60％を炭水化物で摂《と》り、タンパク質は20％まで、脂質は25％以下を推奨しています。2019年までは、糖質60％、タンパク質20％、脂質20％でしたから、少し糖質制限食に歩み寄ったといえます。さらに、『糖尿病診療ガイドライン2024』においては、ようやく「炭水化物制限の血糖コントロールへの有効性」を記載するようになりましたが、まだ「推奨グレードB（弱い推奨）」で、6～12カ月以内の短期間であればという条件つきです。いずれにせよ、厚生労働省や日本糖尿病学会の示すこれらの数字は、有効性と安全性に関して、まったくエビデンスはありません。
これに対して、米国糖尿病学会は、2019年4月に発表した「コンセンサス・リコメンデーション」において、糖質制限食を「最も研究されている食事療法の1つである」と明言し、一推しで推奨しており、明確にエビデンスがあります。2020年、2021年、2022年、2023年、2024年のガイドラインでも同様の見解です。2025年のガイドラインでも推奨しています。

本書でもお示ししますように、糖質制限食は、糖尿病だけでなく、すべての生活習慣病の予防・改善に、素晴らしい効果が期待できます。

読者の皆さんも、本書を読んで、ぜひ、「スーパー糖質制限食」を実践して、健康長寿を目指していただければ幸いです。

なお、本書は、私のブログ「ドクター江部の糖尿病徒然日記」の記事の一部を使用しており、記事へのコメントも引用させていただいています。日頃から応援いただき、コメントをお送りいただいた皆さまに、改めて感謝申し上げます。

江部康二

75歳・超人的健康のヒミツ――「スーパー糖質制限」の実践　目次

第4章　インスリンの功罪 ―― 75

第8章　日本列島でヒトは2万2000年間、肉食だった——　142

第9章　糖尿病の食事療法のあゆみ　161

第10章　ここがおかしい日本の糖尿病治療 —— 180

本文図版作成・キンダイ
コラムデザイン・熊谷智子

第1章　超人的75歳、私の糖尿病人生と、健康の秘密

52歳で糖尿病発症——糖尿病のサラブレッドとして生まれて

まず、私、江部康二が糖尿病発症にいたった経緯と、それをきっかけに超人的健康を得ることになった理由についてお話ししましょう。すでに糖尿病を発症されている方も、糖尿病予備軍の方にも、そのどちらでもない方にも、参考になる内容だと思います。

我が家はもともと、父も母も糖尿病でした。

父は77歳の時、糖尿病による血流障害のため、右大腿切断手術をし、その後、心筋梗《こう》

塞《そく》や肺炎にもなり、80歳で永眠しました。

両親が糖尿病ですから、糖尿病のサラブレッドの家系です。家族歴は「完璧」なので、私もそこそこ警戒はしていたのですが、2002年の病院の健康診断（52歳時）で、ついにHbA1c（ヘモグロビンエーワンシー）が6・7％（NGSP）と、糖尿病の域に達したのです。

HbA1cとは、皆さんが健康診断や人間ドックを受けた時に、検査項目に必ず入っている、糖尿病のコントロール状況を評価する指標です。過去1～2カ月の平均血糖値を反映します。（少し難しくなりますが、赤血球の中にあるヘモグロビンAに、グルコース（血糖）が結合したものを意味します。）

基準値は、日本糖尿病学会の『糖尿病治療ガイド2024』によると、血糖正常化を目指す際の目標は6・0％未満です。6・5％以上の場合には「糖尿病型」と呼ばれ、糖尿病が強く疑われます。

翌日、あわてて、高雄病院の給食（胚芽米）を食べて、1時間後の血糖値を測定してみると、250㎎／dlもあり、愕然《がくぜん》としました（180㎎／dl未満が正常）。

さらに次の日は、血糖値を上昇させにくい玄米で実験してみましたが、食後1時間血糖値は228mg／dlもあり、軽く200超えで、ほとんど変わりませんでした。

ついでといってはなんですが、メタボ、高血圧も発症していました。

この時、身長は167cm、体重は67kg（40歳の頃は、57kg）。血圧は、通常でも140〜150／90〜100ぐらい、夜間診療の終了後などは180／110ぐらいにまで上昇していました。

通常、健康診断で調べる、朝一番の空腹時血糖値は、十数年間ずっと108mg／dl以下でしたので、安心していました（110mg／dl未満が正常値）。

しかし1998年（48歳の時）には115mg／dlで、初めて、糖尿病と正常の境界領域になっていたのに、油断して放置していたのです。

もっとも、34歳から、基本は玄米が主食で、おかずは魚中心、肉や脂《あぶら》は控えめで、野菜はたっぷり摂っていました。また、週に2回はテニスをし、週1回はスポーツジムにも通っていましたので、普通の中年サラリーマン諸氏よりは、はるかに健康的なライフスタイルのはずでしたが……？

お米、ビール、日本酒で、糖尿病へまっしぐら

敗因の１つと考えられるのが、お米です。

２０００年に『完全米飯給食が日本を救う』（東洋経済新報社）という本を、井上ひさしさんや幕内秀夫さんなどと共著で刊行していたこともあり、普段は玄米を、旅先では玄米は無理なので、とにかく、おにぎりやご飯をしっかり食べるように心がけていました。

パン（小麦）を食べることはまずなかったのですが、努力して、米（玄米、白米）をタップリ食べていたのです。

さらに、40歳すぎから、

「酒をやるなら純米大吟醸、ビール飲むならヱビスビール、愛読書並びに推薦書は『夏子の酒』」

……てなキャッチコピーで、それまで飲んでいたウイスキーやブランデーから、純米酒とヱビスビールに切り替えて、浴びるように飲んでいたのが２つ目の敗因でした。

結局、私の場合、大量の「ご飯（玄米、白米）＋ヱビスビール＋純米大吟醸」が三位一体となって、糖尿病発症コースにまっしぐらに突っ走ったのだと思います。

今であれば、血糖値を直接上昇させるのは糖質だけ、醸造酒（日本酒、ビール）は血糖値を上昇させ、蒸留酒（ウイスキーやブランデー）は上げない、という知識があるのですが……。

通常、食後高血糖が数年間続いたあとに、空腹時血糖値が上昇するといわれているので、じつは１９９０年代の初め頃からとっくに、食後高血糖が存在していた可能性が高かったのです。

読者の皆さんも、糖尿病の早期チェックには、健康診断で測る空腹時血糖値ではなく、主食摂取１時間後の血糖値を調べてみてほしいと思います。それが１８０㎎／dlを超えていると、近い将来、糖尿病になりやすいのです。

自分を実験材料に――糖質制限食の研究をスタート

おそらく私は、42～43歳頃から、毎日、食事のたびに食後高血糖を繰り返し、だめ押しに毎晩毎晩、雨の日も風の日も晴れの日も雪の日も、律儀に純米酒とヱビスビールを飲むことで、飲酒後高血糖を生じていたのでしょう。

この頃は、先ほども述べたように、テニスの帰りに週１回はスポーツジムにも寄って、自転車こぎや腹筋・背筋運動もしていましたが、なぜか体重は徐々に増加し、お腹周りも順調に育っていきました。

しっかり摘《つま》めるお肉なので、筋肉増強ではなく、脂肪増強に間違いありません。

「なぜだ!!」……と、戸惑いと憤《いきどお》りが湧いてくるものの、誰のせいでもありませんし、現実は厳しいものでした。

「今までの健康を目指したライフスタイルは全部ムダだったのか!?」とガックリときました。正しいと信じていた常識が、完全に間違いだったと思い知らされたのですから、無理もありませんでした。

でも、予兆はありました。肉や脂を控えて運動も続けていたのに、40歳を超えた頃から体重が徐々に増えていたのです。50歳を迎えた頃には、お腹周りのサイズは完全にメタボの領域に達していました。明らかにおかしかったのです。

また、40歳頃までは、体重は不変でしたが、運動量は知れていたので、現実には筋肉量が徐々に減り、その分、脂肪量が徐々に増えて、結果として基礎代謝が減っていたものと思われます。いわゆる中年太りですね。

それでも、「まさか」と心のどこかで思いながら血糖値を調べてみた結果、疑いもなく糖尿病だと診断するしかない数値が出てしまったわけです。

さすがにしばらく落ち込みましたが、

「まあ、仕方がない。事実は事実。俺は糖尿病や、これからは自分の糖尿病も治療しなければならないな」

と受け入れました。

そしてふと、

「これって、かえってラッキーかもしれない」

と気づいたのです。

高雄病院では、すでに1999年から、私の兄・江部洋一郎院長（当時）が、日本で初めて糖尿病治療に糖質制限食を導入していました。

初めの2年間は、「兄貴がまた変なことをやっているわ」というスタンスで、私も3人の管理栄養士も傍観《ぼうかん》していました。

しかし、2001年からは私も積極的に、糖尿病患者さんに糖質制限食という、まったく新しい食事療法を開始していたので、確かめたいことや試したいことは山ほどありました。

いつも患者さんに頼んで、いろいろな食材を食べてもらっては、食後血糖値を測定するという実験をしていたのですが、今後は、患者さんにいちいち頼まなくても、自分自身を実験材料に、まずは簡単にいろいろな食材で血糖値測定を試せるわけです。

自分自身で実験しながら、多くの糖尿病患者さんにも協力をお願いできる——この日から、いよいよ本格的に、高雄病院の糖質制限食研究が始まりました。

糖質制限食の劇的な効果

自分自身が糖尿病になってみて、「できれば薬はなしで、食事療法のみで血糖コントロールしたい」という思いが強くなりました。

また父が、糖尿病合併症のオンパレードがもとで永眠したのを目《ま》の当たりにしているので、いやでもモチベーションは高まりました。

前にも少し述べましたが、父は、糖尿病足病変を繰り返し、ついには足指の壊死《えし》を合併し、とうとう77歳で、右大腿部から先を切断という事態になってしまいました。80歳で心筋梗塞と肺炎となり、永眠しました。

母も同じように糖尿病でしたが、糖質制限食が間に合い、合併症もなく91歳で天寿をまっとうしました。

私は、２００２年6月の糖尿病発症（正確には発覚?）時点で、先にも述べたように、身長１６７㎝で体重67㎏、腹囲86㎝、内臓脂肪面積（ＣＴ）は１２６㎠、高血圧……など、メタボリックシンドロームの診断基準をすべて満たしていました。

また、ＨｂＡ１ｃは６・７％。血圧は普段が１４０〜１５０／90〜１００程度で、夜の診療後などには、１８０／１１０などを叩き出して、外来ナースをびっくりさせたりしていましたが、糖尿病を発症したことには、やはり私もびっくり、ガックリでした。

ですが、糖質制限食がうまくいくという確信はありました。

糖質制限食は、先にも述べましたとおり、１９９９年に当時院長だった兄が高雄病院で導入したのですが、当初は半信半疑だった私も、２００１年からは糖尿病の患者さんに実施し始め、劇的な改善を得ていたからです。

方法は、肉類・魚介類・野菜・豆腐・納豆・海藻・きのこ類など、おかずは食べ放題で、主食（糖質）だけは「なし」です。

私自身も、２００２年の糖尿病発症後は、酒は糖質を含んでいる醸造酒（日本酒、ビールなど）は中止し、もっぱら焼酎（蒸留酒）としました。辛口の赤ワインだけは、醸造酒の中でも血糖値をほとんど上昇させないので、適宜《てきぎ》飲みました。

２０２５年現在は、白ワインも、糖質が少ないものは飲んでいますし、糖質ゼロ発泡酒や糖質ゼロビールも発売されているので、重宝しています。

発症後、即「スーパー糖質制限食」の実践を開始した私ですが、３週間後にはＨｂＡ

1cは6・0%と改善し、その後は2025年の現在にいたるまで、ずっと6・0%未満（5・5〜5・9%）をキープしていて正常型であり、合併症ももちろんなしです。

メタボのほうも、「スーパー糖質制限食」開始から半年で10kgの減量に成功し、血圧も、120〜135／70〜85と正常になり、腹囲78cm、内臓脂肪面積は71㎠と、改善しました。

その後も現在まで、体重は56〜57kgを維持しています。

今の私の知識が、40歳頃にあれば、そもそも糖尿病にはなっていないと思います。まあ、「覆水盆《ふくすいぼん》に返らず」ですね。

ですから、現在の私の経験と知識を、読者の皆さんと共有することで、多くの方の糖尿病発症予防が可能となれば、一番嬉しいです。さらに、健康長寿まで期待できるのですから。

もちろん、すでに糖尿病を発症している方も、糖質制限食なら、薬はなしか、必要最小限で、コントロール良好となりますし、やはり健康長寿を実現できることは同じです。

第2章　糖質制限の実際

糖質を摂るとなにが起きるのか

この章では、糖質制限とは何か、実践するとどのようなことが起きるのかを、具体的に見ていきます。

糖質が多く含まれる食品を摂ると、血糖値（血液中のブドウ糖の濃度）が上昇します。すると、すい臓からインスリンというホルモンが分泌されて、血液中のブドウ糖を体内に取り込みます。

取り込まれたブドウ糖は、各組織でエネルギー源として使われ、筋肉と肝臓にグリコーゲンとして蓄《たくわ》えられます。残ったブドウ糖は、中性脂肪となって脂肪細胞に蓄えられます。つまり、糖質の摂取量が多くなればなるほど、太ってしまうというわけです。

老化や疾病の元凶――酸化ストレスとは

また、糖質を摂りすぎたことによる高血糖や、高インスリン血症は、活性酸素を発生させて酸化ストレスを誘発します。

酸化ストレスとは、体内の酸化反応が抗酸化反応を上回った状態のことです。

人体は、酸化反応と抗酸化反応のバランスが取れていると、正常に機能します。

細胞内のミトコンドリアの活動で、日常的に活性酸素が発生しますが、生体の抗酸化反応で処理しています。しかし、余分な活性酸素が残留すると、身体の酸化を引き起こす要因になります。

ミトコンドリアは細胞の中にあるエネルギー生産装置です。酸素の存在下において、ミトコンドリアの中でTCA回路（クエン酸回路）が作動してエネルギーを作り、そのエネルギーによって身体は活動しています。ミトコンドリアの活動の過程で出る「廃棄物」が活性酸素です。

活性酸素は、生体の酸化反応の大本《おおもと》です。酸化ストレスが、動脈硬化・老化・がん・アルツハイマー病・パーキンソン病など、さまざまな疾病《しっぺい》の元凶とされています。

ヒトにおいて、最も一般的な酸化ストレスの発生源は、高血糖と喫煙です。

糖化とは

高血糖が続くと、過剰なブドウ糖が体内のタンパク質と結びつき（糖化）、糖化したタンパク質がさまざまな酵素と反応して活性酸素を生成します。

たとえば、第１章でも触れましたが、糖尿病の管理指標のＨｂＡ１ｃは、糖化したヘモグロビンのことです。糖化反応の初期段階の化合物としては、ＨｂＡ１ｃやグリコアルブミン（糖化アルブミン：血液のタンパク質の主要成分であるアルブミンが糖化されたもの）などが代表的な物質です。グリコアルブミンも糖尿病の管理指標として使われます。

血糖値に関しては、食後高血糖と血糖変動幅（血糖値が高い時と低い時の差）の増大が、最大の酸化ストレスリスクとされています。これは世界中の医学界において、認められています。

さらに、糖化したタンパク質は、がんや動脈硬化などのリスクを高める終末糖化産物（ＡＧＥｓ）を発生させます。

ＡＧＥｓは体内に蓄積することで、さまざまな症状を引き起こします。

血管にたまれば動脈硬化に、骨にたまれば骨粗《こつそ》鬆症《しょうしょう》に、皮膚にたまれば肌のシミやしわに、目のレンズ（水晶体）にたまれば白内障に、頭皮にたまれば白髪や抜け毛などの原因になります。

血糖値が高いほど、また高血糖の時間が長いほど、ＡＧＥｓの蓄積は多くなります。

反対に、体内の糖を減らし、ＡＧＥｓの発生を抑えることで、老化を防ぐことにつながります。

ごはんの代わりにおかずを増やす

糖質制限食の実践例を見ていきましょう。

２００１年から２０２４年12月までの、京都・高雄病院における２型糖尿病入院患者数は、約２８００名です。

患者さんたちには、「従来の糖尿病食」を食べた時と、「糖質制限食」を食べた時の食後血糖値の比較をしてもらいます。摂取エネルギー（カロリー）は同一にしています。２０１７年からは、ＣＧＭ（持続グルコースモニタリング）を実施しています。

ＣＧＭとは、皮下に刺した細いセンサーによって、皮下の間質液中のブドウ糖を15分おきに持続的に測定でき、２週間まで継続測定が可能な器機です。

「従来の糖尿病食」を食べた時には、ほとんどの例において、２００㎎／dlを超える食後高血糖が見られました。「糖質制限食」では、大多数の例で、１６０㎎／dlを超える食後高血糖は生じませんでした。

従来の糖尿病食と糖質制限食の写真を載せておきます。とある日の高雄病院の給食です。カロリーはともに約５６０キロカロリーです（口絵2頁目）。

従来の糖尿病食（写真下）のほうには炊いた玄米があり、その分おかずの数は少ないです。

糖質制限食（写真上）のほうは、おかずが多く、見た目にも豪華です。じつは費用は、糖質制限食のほうが2～3割ほど多くかかるので、採算がぎりぎりです。このことも、他の病院で糖質制限食が普及しない要因の1つです。

「内臓脂肪がストンと落ちる」――改善例

実際の改善例をご紹介します。61歳の女性の例です。

入院時（減量前）、身長159㎝、体重66㎏。

糖質制限食を14日間実践したところ、体重は62・6㎏と、2週間で3・4㎏減少です。体重は、割合では5・2％減りました。BMIは、26・1から24・8と低下し、肥満脱却です。

全脂肪面積は、391・4㎠から300・0㎠へと23・4％減少しました。皮下脂肪面積は、220・2㎠から175・0㎠と20・5％減少。内臓脂肪面積は171・3㎠から125・1㎠と27％減少しました。腹囲は98・8㎝から88・1㎝へと10・7㎝減少です。内臓脂肪は皮下脂肪より燃えやすいといえます。

資料1は、この女性の内臓脂肪のCTを図にしたものです。

資料１　61歳女性の改善例（内臓脂肪のCT）

【減量前】（2019年10月29日）

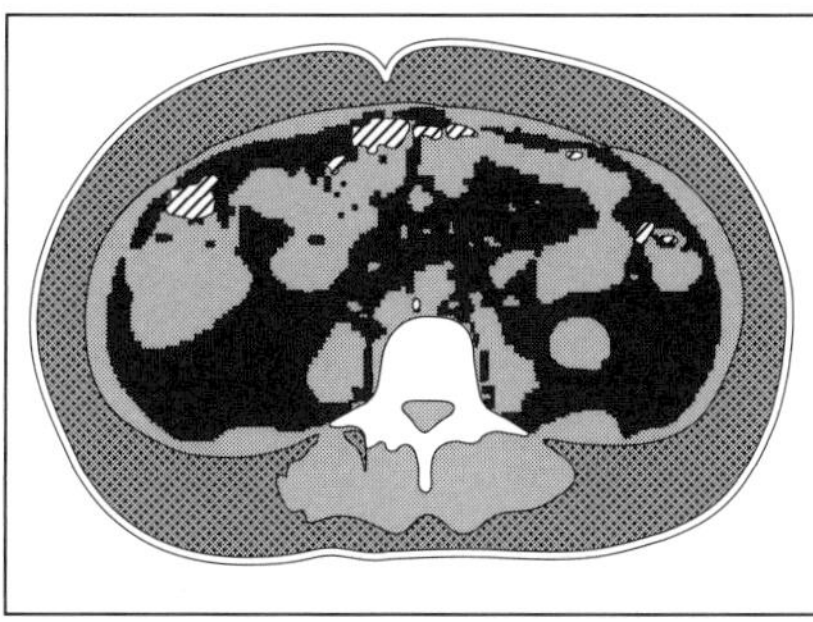

身長	159.0㎝
体重	66.0kg
BMI	26.1
腹囲	98.8㎝
全脂肪面積	391.4㎠
皮下脂肪面積	220.2㎠
内臓脂肪面積	171.3㎠

【減量後】（2019年11月11日）

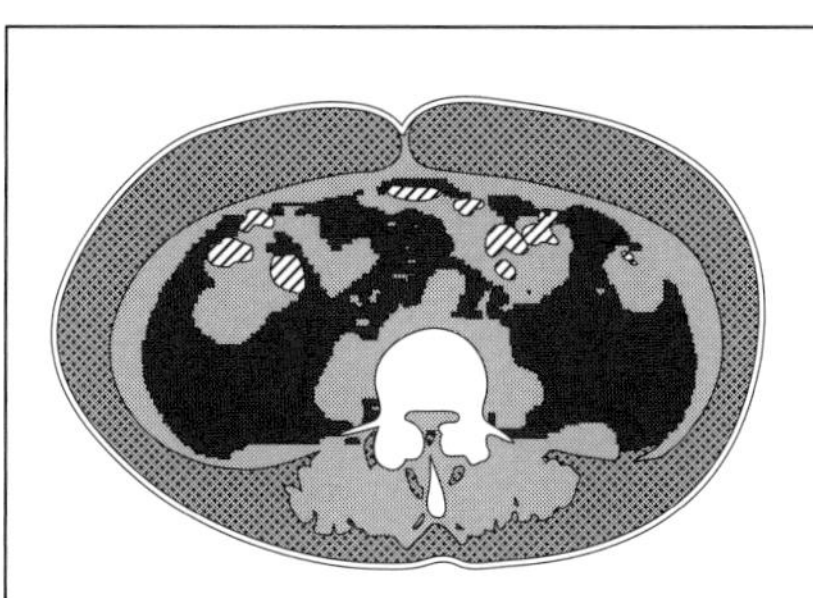

身長	159.0㎝
体重	62.6kg
BMI	24.8
腹囲	88.1㎝
全脂肪面積	300.0㎠
皮下脂肪面積	175.0㎠
内臓脂肪面積	125.1㎠

黒色の部分は内臓脂肪の面積で、周囲の濃いグレーに点々の部分は皮下脂肪の面積です。減量前は、両翼のコウモリの羽の形のような黒色の部分があり、中央にも四国のような形の黒色の部分が見られます。減量後は、中央の黒色の部分が半減しています。

次にご紹介するのは、２０１９年6月21日に放映された、『金スマ』（ＴＢＳ系『中居正広の金曜日のスマイルたちへ』）の「最強のやせる食事術」でも紹介した症例です。

余談ですが、その放送では、拙著『内臓脂肪がストン！と落ちる食事術』（ダイヤモンド社）を紹介していただき、翌日にはＡｍａｚｏｎ総合で第1位にランクされました。これには、大、大、大感謝です。

さて、ご紹介するのは、芸人のあらぽんさん（ＡＮＺＥＮ漫才のみやぞんさんの元相方）の実践例です（資料2）。

たった1週間で、体重は１２２・２kgから１１７・３kgへと４・９kg減量で、減少率は４％。

体脂肪率は38・８％から37・１％と、１・７％減少で、減少率は４・４％。

資料2　あらぽんさんの実践例

1週間の実践の結果……

《体重》
122.2kg ⇨ 117.3kg
（4.9kgの減少、減少率は4%）

《体脂肪率》
38.8% ⇨ 37.1%
（1.7%の減少、減少率は4.4%）

《内臓脂肪面積》
239㎠ ⇨ 181㎠
（58㎠の減少、減少率は24.3%）

内臓脂肪面積は239㎠から181㎠と、58㎠減少で、減少率は24・3%。

やはり、内臓脂肪のほうが、減少率が大きいです。

次は、2型糖尿病の50代女性の例です。

2020年8月22日時点で、HbA1cは7・2%と高値でした。彼女は、2022年1月11日から2022年1月24日までの14日間、高雄病院に入院して、糖質制限食を体験しました。

入院時のHbA1cは6・2%、空腹時血糖値は104㎎／dlでした。身長は155・2㎝、体重は47・0㎏、BMIは19・

資料3　50代女性（2型糖尿病）の血糖値の日内変動の変化

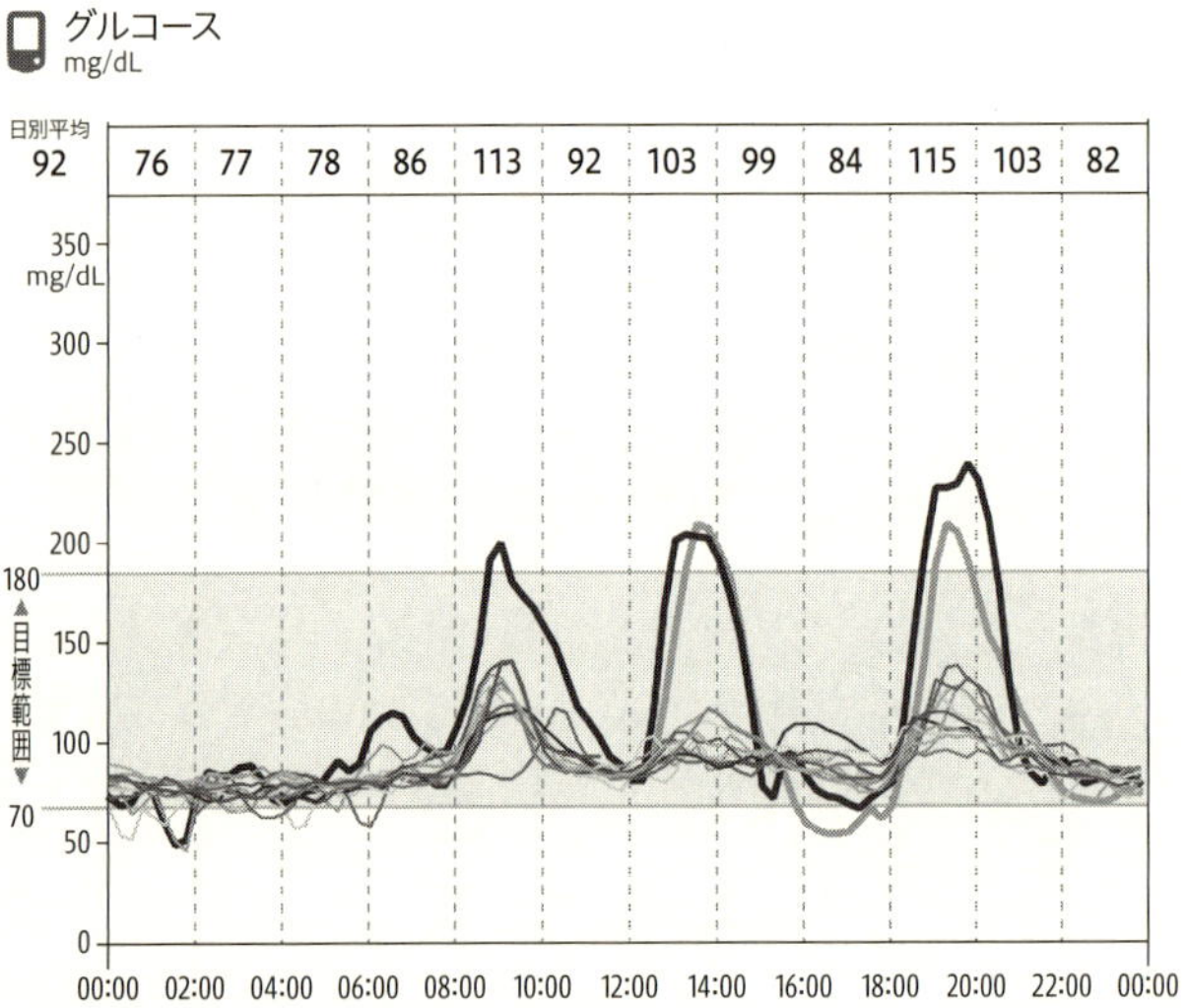

50代女性の例。

◎2020年8月22日時点　HbA1c：7.2%

◎2022年1月11日～1月24日の14日間、高雄病院に入院。
入院時のHbA1c：6.2%、空腹時血糖値：104mg/dl

◆入院1日目、2日目の血糖値は、太い黒色と太いグレーの線。
「従来の糖尿病食」のため、180mg/dlを超える食後高血糖あり。

◆3日目以降は「スーパー糖質制限食」により食後高血糖はなくなる。

4でした。

資料3は、この女性の血糖値の日内変動のグラフです。

入院1日目、2日目の血糖値は、太い黒色と太いグレーの線ですが、「従来の糖尿病食」だったため、180mg／dlを超える食後高血糖があります。

3日目以降（グラフの細い線）は、「スーパー糖質制限食」実践により、食後高血糖はなくなり、食後血糖値は150mg／dl未満と、良好なコントロールとなっています。

生活習慣病の根本要因「グルコースミニスパイク」を予防できる

糖尿病の人や、肥満、メタボリックシンドローム、生活習慣病の人の治療・予防には、「スーパー糖質制限食」がベストの食事療法です。

「糖質制限食」の実践により、糖尿病の人では「食後高血糖（グルコーススパイク）」「血糖変動幅増大」が予防でき、血糖コントロール良好となり、合併症が予防できます。

「食後高血糖（グルコーススパイク）」「血糖変動幅増大」を生じると、活性酸素が発生して酸化ストレスリスクとなります。

糖尿病の人が、従来の糖尿病食（カロリー〔エネルギー〕制限・高糖質食）を食べれば、必ず「食後高血糖」と「血糖変動幅増大」を生じるので、合併症予防は困難です。

糖尿病ではない人においても、「グルコース（血糖）ミニスパイク」が予防できるので、生活習慣病の予防・治療が期待できます。**生活習慣病の根本要因は、頻回《ひんかい》・過剰のグルコースミニスパイクと、それに伴う頻回・過剰なインスリン追加分泌です。**

グルコースミニスパイクとは、正常とされる血糖値の範囲内でも、急激に血糖値が上昇することをいいます。ミニスパイクの時に過剰なインスリンが分泌されるので、今度は血糖値が急激に下がり、血糖変動幅増大を生じます。こちらも活性酸素を発生させるため、酸化ストレスリスクとなります。

繰り返しますが、血糖値に直接影響を与えるのは糖質のみであり、タンパク質・脂質は直接血糖に影響を与えることはありません。

したがって、糖尿病の人の「食後高血糖（グルコーススパイク）」「血糖変動幅増大」、糖尿病でない人の「グルコースミニスパイク」を予防できるのは、スーパー糖質制限食のみです。
このことが食事療法において根源的に大切です。

糖質制限食の10のポイント

以下、糖尿病や肥満や生活習慣病が気になる人のための、『糖質制限食十箇条』（2025年版）をまとめました。

『糖質制限食十箇条』――糖尿病や肥満や生活習慣病が気になる人に

一、糖質の摂取を減らす。可能なら1回の食事の糖質量は20g以下とする。
二、糖質制限した分、タンパク質や脂質が主成分の食品は充分量食べる。
三、やむをえず主食（ご飯、パン、めん類など）を摂る時は、少量とする。
四、水、番茶、麦茶、ほうじ茶などのゼロカロリー飲料はOK。果汁・清涼飲料水はNG。

五、糖質含有量の少ない野菜・海藻・きのこ類はOK。果物は食べないか、ごく少量にとどめる。

六、オリーブオイルや魚油（EPA、DHA）は積極的に摂り、リノール酸を減らす。

七、マヨネーズ（砂糖なしのもの）やバターもOK。

八、お酒は蒸留酒（焼酎、ウイスキーなど）、糖質ゼロビールはOK。辛口ワインも適量OK。醸造酒（ビール、日本酒など）は控える。

九、間食やおつまみは、チーズ類やナッツ類を中心に、適量摂る。菓子類、ドライフルーツはNG。

十、可能であれば、化学合成添加物の入っていない安全な食品を選ぶ。

＊糖尿病の人がやむをえず糖質を摂取する時は、食べる直前に、「αGI薬」か「グリニド系薬」を内服すると、食後高血糖をある程度防げます。しかし、普通に糖質を含む1人前の食事を安心して食べられるほどの効果はありませんので、少量の糖質にとどめるのが無難です。

＊牛乳は１００mlくらいまでならＯＫ。成分無調整豆乳は２００mlくらいまでならＯＫ。
＊肉類と魚介類の摂取量は「１：１」が目安。

糖質制限食の３パターン

糖質制限をするうえで、最終的に目指してほしいのは、１日３食とも主食をカットする「スーパー糖質制限食」です。私自身も23年の間、実践してきて、効果を体感してきました。

ですが、初めからいきなり挑戦するには、抵抗があったり、続かなかったりする可能性があります。そういう場合には、初めは無理をせずに、難易度の低い方法から段階的に進めていくのもよいでしょう。

以下の３パターンの方法があります。

①スーパー糖質制限食……3食とも主食なし。効果は抜群に早く、一番のおすすめ。
1回の食事の糖質量は20ｇ以下。

②スタンダード糖質制限食……1日1回（朝か昼）、少量（糖質40〜50ｇ）の主食あり。夕食は主食抜き。

③プチ糖質制限食……夕食だけ主食抜き。朝と昼は少量（糖質40〜50ｇ）の主食あり。
嗜好《しこう》的にどうしてもデンプンが大好きな人に。

③のプチ糖質制限食から始めて、②のスタンダード、①のスーパーへと、徐々にステップアップしていくのがおすすめです。

主食とは、米飯・めん類・パンなどの米・麦製品や、芋類などの炭水化物のこと。

魚介類・肉・卵・豆腐・納豆・チーズなど、タンパク質や脂質が主成分の食品は、しっかり食べます。

炭水化物への依存が強い方の場合は、まずは、プチ、あるいはスタンダードくらいから始めることによって、次第に慣れてきて、以前ほど糖質を欲しなくなっているのを感じると思います。軽く慣れるのに１～２カ月、本格的に慣れるのには３カ月から半年でしょうか。

糖質制限食の理論的根拠

1. 血糖値を直接上昇させるのは糖質だけで、タンパク質・脂質は上昇させない（米国糖尿病学会）。
2. 糖質を摂取しなければ、血糖値は上昇しない。
3. 糖質制限食を実践すれば、食後血糖値の上昇は最小限ですみ、糖尿病は改善する。
4. 食前・食後の血糖値変動幅が少ないので、生活習慣病の予防ができる。
5. 食後血糖値の上昇が極めて少ないので、追加分泌インスリンも少量ですむ。
6. 過剰なインスリンは、肥満・がん・アルツハイマー病・老化などのリスクとなるので、血糖コントロールができる範囲内でインスリン分泌は少量であるほど身体にはいい。

これらの6点は、生理学的な事実やエビデンスがあることですので、信頼度は高いです。

糖質制限食を実践する前の注意点

糖質制限食を実践する際、次のような方は注意が必要です。

①診断基準を満たす膵炎《すいえん》がある場合、肝硬変の場合、また長鎖脂肪酸代謝異常症・尿素サイクル異常症の場合は、糖質制限食は適応となりませんので、ご注意ください。
②慢性腎臓病（ＩｇＡ腎症など）も、原則として適応となりません。
③糖尿病腎症は、医師と相談の必要があります。

糖質制限食を実践すると、リアルタイムに血糖値が改善します。
このため、すでに経口血糖降下薬（オイグルコン、アマリールなど）の内服や、インスリン注射をしておられる糖尿人は、低血糖の心配がありますので、必ず主治医と相談していただきたいと思います。

しかしながら、主治医が糖質制限食反対派のこともあると思います。その場合は、日本糖質制限医療推進協会のホームページの「提携医療機関」のページに、北海道から沖縄まで、糖質制限食賛成派の医師（の指導を受けることができる医療機関）がラインナップされていますので、参考にしていただけたらと思います。

(https://www.toushitsuseigen.or.jp/med-institution)

一方、薬を使用していない糖尿人は、低血糖の心配はありません。江部康二の糖質制限の本などを参考にして、自力で糖質制限食を実践して、糖尿病改善を目指していただければ幸いです。

第3章　なぜ健康長寿を実現できるのか？

糖質制限食が有効な生活習慣病

「はじめに」や第1章で、私は糖尿病を発症したにもかかわらず、糖質制限食を実践したおかげで、後期高齢者となった今も超健康に過ごせていることをお伝えしました。

この章では、糖質制限食が糖尿病以外にもどのような疾患に有効で、またなぜ老化を遅らせるのに効果的なのかを見ていきたいと思います。

糖質制限食は、以下のような生活習慣病・慢性疾患に有効です。

・糖尿病
・脂肪肝
・メタボリックシンドローム……内臓脂肪蓄積が元凶
・肥満
・肥満に伴う高血圧
・アトピー性皮膚炎・花粉症・気管支ぜんそく
・尋常性乾癬《かんせん》
・逆流性食道炎
・尋常性痤瘡《ざそう》（ニキビ）
・片頭痛
・機能性低血糖症
・歯周病
・潰瘍性《かいようせい》大腸炎
・認知症

糖質摂取による食後血糖値の上昇は、前章でも述べたように、インスリンの過剰分泌を起こし、内臓脂肪の蓄積を招きます。

生活習慣病の本質は、「糖質の頻回・過剰摂取＋インスリンの頻回・過剰分泌」です。すなわち、「生活習慣病＝**糖質病**」といえるのです。

糖質制限食は、糖化ストレスと酸化ストレスを防ぎ、内臓脂肪の蓄積、生活習慣病・老化・認知症を予防するのです。

以下、糖質制限で予防できる病態について見ていきましょう。

糖尿病

血糖値に直接影響を与えるのは、糖質だけで、タンパク質と脂質は直接影響を与えることはありません。

第2章で見た、資料3の症例のように、ＣＧＭデータで血糖値の日内変動を見てみると、「スーパー糖質制限食」と「従来の糖尿病食（高糖質食）」の効果の差は顕著です。

従来の糖尿病食では、「食後高血糖」と「血糖変動幅増大」を必ず生じますが、スーパー糖質制限食の場合には生じません。

「食後高血糖」と「血糖変動幅増大」は、活性酸素を発生させ、酸化ストレスを生じ、合併症のリスクとなります。スーパー糖質制限食の場合には、「食後高血糖」と「血糖変動幅増大」は最小限ですみますので、活性酸素の発生も最小限ですみ、合併症のリスクは大幅に減ります。

シンプルにいえば、糖尿病合併症を予防できるのは唯一、糖質制限食だけなのです。

脂肪肝

アルコールを飲むと脂肪肝になりやすいという知識は、皆さんがお持ちだと思います。

しかし、お酒を飲まない人でも脂肪肝になるので、注意が必要なのです。

健康診断で脂肪肝を指摘される人が、私の診《み》ている糖尿病患者さんにおいても、かなりの確率でおられます。

脂肪肝とは、文字どおり、肝臓に脂肪が蓄積した状態です。

近年、30代〜40代を中心に、増加傾向にあります。

日本人間ドック学会（当時）が２０１６年に発表した「全国集計結果」では、「肝機能異常」のある人は、20年前と比較すると、10・5ポイント上昇して、男性の40・２％、女性の22・８％でした。これらのほとんどが、脂肪肝だと思われます。

脂肪肝は、

①非アルコール性脂肪性肝疾患（ＮＡＦＬＤ：non-alcoholic fatty liver disease）

　Ⓐ単純性脂肪肝：肥満などによるもの

　Ⓑ非アルコール性脂肪性肝炎（ＮＡＳＨ：non-alcoholic steatohepatitis）

②アルコール性脂肪肝：飲酒によるもの

③妊娠に伴うもの：急性妊娠性脂肪肝（ＡＦＬＰ：acute fatty liver of pregnancy）

などに分けられます（NAFLD／NASHは、昨年、MASLD／MASHと名称が変更になりましたが、まだ一般に普及していませんので従来の名称でご説明します）。

NAFLD（非アルコール性脂肪性肝疾患）は、アルコールを原因としない脂肪肝です。NAFLDの8割から9割は、炎症や線維化を伴わない「単純性脂肪肝」で、多くは肥満が関係します。単純性脂肪肝の予後は良好です。

非アルコール性の脂肪肝（①）は、かつては、放置してもたいしたことはないといわれていましたが、近年、①-Ⓑの「NASH」（非アルコール性脂肪性肝炎）が認識されるようになり、様相が一変しました。

NASHは、肝炎から肝硬変や肝臓がんに進展することもあり、けっこう怖いのです。

NAFLD（①）のうち1割くらいがNASH（①-Ⓑ）です。

結局のところ、炎症を伴うか否かが肝要なのですが、単純性脂肪肝からNASHへ進行することも時にあります。

「肝臓に脂肪が蓄積↓脂肪肝↓非アルコール性脂肪性肝炎（NASH）↓肝硬変↓肝臓がん」という流れです。

Ｂ型肝炎ウイルスやＣ型肝炎ウイルスや飲酒以外にも、ＮＡＳＨからも肝臓がんになりうるのですから、油断は禁物です。

非アルコール性脂肪肝の根本要因は、脂質ではなく、糖質です。

①糖質を摂取すると血糖値が上昇します。
②血糖値が上昇すると、大量のインスリンが追加分泌されます。
③追加分泌インスリンにより、筋肉細胞の糖輸送体（ＧＬＵＴ《グルット》４：78頁や86頁で詳述）が細胞内部から細胞表面に移動します。
④筋肉細胞の糖輸送体（ＧＬＵＴ４）により、血液中のブドウ糖は細胞内に取り込まれます。
⑤取り込まれたブドウ糖は、まずエネルギー源として利用され、次いでグリコーゲンとして筋肉中に蓄えられます。
⑥筋肉細胞に取り込まれずに、血液中に余ったブドウ糖は、すべて中性脂肪に変わ

り、脂肪細胞や肝臓に蓄えられます。

このように、追加分泌のインスリンが大量・頻回に出ることが、脂肪肝や肥満の根本要因であり、インスリンが肥満ホルモンといわれる所以《ゆえん》です。

血糖値を直接上昇させるのは、三大栄養素のうち糖質だけなので、インスリン追加分泌が大量に必要となるのは、糖質摂取時だけです。タンパク質は、少量のインスリンを追加分泌させます。脂質は、インスリンを追加分泌させません。

脂肪肝も内臓脂肪型肥満もメタボリックシンドロームも、糖質の頻回・過剰摂取によるインスリンの頻回・過剰分泌が根本要因だと思います。内臓脂肪型肥満やメタボになれば、インスリン抵抗性（血中インスリン濃度に見合ったインスリン作用が得られていない状態）も出現してきて、血糖値を正常に保つためにインスリン基礎分泌の量も増加します。

このようにして、インスリンの追加分泌も基礎分泌も過剰になり、ますます、脂肪肝や内臓脂肪型肥満やメタボリックシンドロームが進行して悪循環に陥《おちい》ります。

糖質を普通に食べていると、少々のカロリー制限をしても、脂肪肝を改善させることは極めて困難です。

一方、糖質制限食を実践し、たとえば肉・魚・豆腐などを摂取すれば、当然、高脂質・高タンパク食となりますが、この間、常に脂肪が分解されてエネルギー源として使われています。つまり、糖質制限食を食べている最中にも、血糖値を保つために糖新生（脂質の分解物のグリセロールやアミノ酸からブドウ糖を作り出し血糖値を保つこと）が行われますが、糖新生のエネルギー源として、中性脂肪が分解されて脂肪酸やケトン体になり、利用されているのです。

この「脂肪酸－ケトン体エネルギーシステム」が日常的に利用されているのが、人類本来の姿であり、農耕前の狩猟・採集時代の７００万年間はずっとそうでした。

多くの脂肪肝の患者さんが、スーパー糖質制限食で速やかに改善しています。

脂肪肝の皆さんは、安心して魚も肉も卵も野菜もしっかり食べて、美味しく楽しくスーパー糖質制限食で、脂肪肝改善を目指してください。

とはいえ、アルコール性脂肪肝もあるので、飲酒量はほどほどにしましょう。

なお、先ほど挙げた③の急性妊娠性脂肪肝（AFLP）は、まれな疾患（6000〜7000妊娠に1例程度）ですが、重篤《じゅうとく》となることもあるため、注意が必要です。AFLPは理論的には糖質制限食で予防できると思います。

メタボリックシンドローム

メタボリックシンドロームとは、内臓脂肪の蓄積によって生じるインスリン抵抗性によって、高血圧、高脂血症（脂質異常症）、高血糖などの複数のリスクが重なることで、動脈硬化をもたらし、心筋梗塞や脳梗塞などを発生させやすくする病態です。

高血圧、高脂血症、高血糖は、それぞれが軽度でも、重なることによって大きなリスクとなるので、注意が必要なのです。

日本では、ウエスト周囲径（おへその高さの腹囲）が、男性で85㎝以上、女性で90㎝以上で、かつ、血圧・血糖・脂質の3つの数値のうち2つ以上が基準値から外れると、メタボリックシンドロームと診断されます。

糖質制限食の視点で考察すると、以下のような流れとなります。

糖質の頻回・過剰摂取

←

食後血糖値急上昇によるインスリン頻回・過剰追加分泌

←

内臓脂肪型肥満となり、ＴＮＦα（炎症性サイトカイン）などの分泌が高まる

←

インスリン抵抗性出現

←

高血圧、高脂血症、高血糖の出現と、動脈硬化が起きる

さらにインスリン過剰分泌の悪循環

←

メタボリックシンドローム

最上流には「糖質の頻回・過剰摂取」とそれに伴う「インスリン頻回・過剰分泌」があり、そこからメタボリックシンドロームへの流れが始まるのです。

当然ながら、メタボリックシンドロームは、糖質制限食で改善・予防できます。

第1章でも述べましたように、私自身、2002年の糖尿病発覚の時点で、メタボリックシンドロームの基準も満たしていました。しかし、スーパー糖質制限食実践から半年で、メタボリックシンドロームの基準がすべて正常になりました。腹部エコーで見ても、脂肪肝は改善しました。

その後、2025年の現在にいたるまで、体重と血圧は維持しています。この間、定期的な内服薬は一切なしです。

肥満・肥満に伴う高血圧

次章の「インスリンの功罪」でも詳しく述べますが、インスリンは別名「肥満ホルモン」と呼ばれています。

糖質を摂取して血糖値が上昇すると、インスリンが分泌されて筋肉にブドウ糖を取り込ませます。しかし筋肉に取り込まれずに余ったブドウ糖は、インスリンにより中性脂肪に変えられて、脂肪細胞に蓄積されていきます。インスリンが大量に分泌される糖質摂取中心の食生活と運動不足によって、肥満が生じます。

内臓脂肪型肥満が生じると、ＴＮＦαなどの悪玉サイトカインの分泌が高まり、血圧が上昇します。

明治時代などにはたくさん米を食べていたのに、肥満が少なかったのは、日常生活の中での運動量が、現代よりはるかに多かったからです。井戸の水汲《みずく》み、薪割《まきわ》り、洗濯、掃除、用事で遠くまで歩いて出かける……など、かなりの肉体労働をしていました。

ですが、現代のように運動不足の生活をしていても、糖質制限食であれば、肥満は改善し、それに伴う高血圧も改善します。

アトピー性皮膚炎・花粉症・気管支ぜんそく

アレルギーが関与するこれらの疾患も、糖質制限食で改善します。

慢性炎症が近年、注目されています。慢性炎症とは、本来一過性で治まるはずの炎症反応が、長期間持続した状態をいいます。

慢性炎症状態が続くと、生体組織の機能や構造に異常が生じて、さまざまな疾患の原因になることが知られています。特に、生活習慣病やがんなどを引き起こす要因として、慢性炎症が注目されています。慢性炎症が生じるメカニズムについては不明な点が多く、研究途上にありますが、私は第2章でも触れたＡＧＥｓ（終末糖化産物）が関与していると考えています。

体内にＡＧＥｓが蓄積すると、抗酸化機能が低下して、活性酸素が増えて、身体のあちこちで慢性炎症が起こり、さらにＡＧＥｓが増加して、糖化・老化が進むという悪循環に陥ります。

慢性炎症を伴う病気として、ぜんそくやアトピー性皮膚炎などのアレルギー疾患、関節リウマチなどの自己免疫疾患がよく知られています。

最近の研究によって、これまで慢性炎症との関連についてはほとんど顧《かえり》みられなかった病気でも、じつは慢性炎症が関わっていることがわかってきました。

加齢とともに増加するがん、動脈硬化、肥満、アルツハイマー病などの種々の疾患、さらには老化そのものも、慢性的な炎症性の変化によって症状が進行するのではないかと考えられる証拠が見つかってきたのです。

尋常性乾癬

尋常性乾癬は、一般には非常に難治性の皮膚疾患ですが、スーパー糖質制限食の実践で改善することが多く見られます。早ければ1〜2カ月で、劇的に改善するケースもあります。

問題は、糖質を摂取すると再発するということです。

糖尿病がある場合、「人工透析・下肢切断・失明」といった合併症があるので、多くの人が、コントロール良好になったあとも、一定のモチベーションを保って糖質を控えることを維持できることが多いものです。

しかし尋常性乾癬の場合は、糖尿病のような合併症がないので、いったんよくなったあと、また糖質を摂取するケースがわりと多く見られます。

糖質を摂取して、そこそこ再発しても、「元の木阿弥《もくあみ》になるほど悪化しなければ、まあいいか……」といった感じでしょうか。スーパー糖質制限食であれば、コントロール良好を維持できるのですが、惜しいものだと感じます。

逆流性食道炎

逆流性食道炎は、酸性の胃液やそれと混ざった食物が、食道に逆流して、食道が炎症を起こし、胸やけや胸の痛みなどを生じる病気です。

健康な人でも胃酸の逆流が見られることはありますが、時間が短いため、問題になることはありません。逆流の時間が長くなると、食道の粘膜は胃酸に対して弱いため、食道に炎症を起こすようになります。

この病気は、成人の10～20％ほどがかかっていると推定されており、中でも中高年、特に高齢者に多く見られます。適切な治療を受けなかった場合には、症状が持続することによって、生活に支障をきたすことも知られています。

逆流性食道炎の症状を訴える患者さんのほとんどが、糖質制限食の開始後、リアルタイムに改善します。

当初は、私自身が信じられなかったのですが、もう400人以上に試してみて、脂っこいものより炭水化物が、胸やけを起こす真犯人と確信しました。ここまでくると、逆流性食道炎は、炭水化物の過剰摂取が根本要因である可能性が極めて高いと思います。

700万年の人類の歴史の中で、特に精製炭水化物を大量に常食し始めた、ここ200~300年に発症した特殊な病気の1つが、逆流性食道炎です。

一番印象的だったのは、中学生の頃から20年以上、毎日、昼食後1時間と夕食後1時間に、必ず胸やけがあった30代の男性患者さんです。胸やけ以外は、何の病気も症状もありません。特にカレーライスの日は最悪だったそうで、夕食後1時間に加えて、夜中の1時頃にも胸やけがあって苦しんだそうです。

私のブログの読者の方々での成功経験があったので、外来でこの患者さんに、「だまされたと思って、とにかくスーパー糖質制限食を試してみては?」と勧めてみました。

2週間後の診察で、糖質制限食の開始当日から、20年来の胸やけが一切消失したという驚きの報告をしていただきました。

カレーライスというのは、「ご飯＋カレールーの小麦粉」で二重に糖質を摂ることになりますので、寿司飯《すしめし》（ご飯＋砂糖）とともに、最も血糖値を上げやすい食材です。「饅頭《まんじゅう》1個であれば胸やけなしだけど、2個だと胸やけ必発」という人もいて、個人の糖質摂取許容量の限界を超えると、胃酸が出すぎて胸やけを生じるようにも思います。逆流性食道炎を生じる限界の糖質摂取許容量には個人差があるようです。

逆流性食道炎の症状は、糖質制限食ですぐに改善する例がほとんどです。いいかえれば、糖質の過剰摂取が逆流性食道炎の原因である可能性が高いです。

尋常性痤瘡（ニキビ）

尋常性痤瘡（ニキビ）も、糖質制限で速やかによくなります。

糖質を制限すると、新しいニキビができなくなります。糖質を食べると、新しいニキビが出現します。とてもわかりやすいです。

ニキビに悩む青少年諸君は、それなりにモチベーションが高いので、案外、ニキビができない程度の糖質量で続けてくれることが多いです。

片頭痛

長年の片頭痛が糖質制限食で改善したという人は、複数例います。とりあえず試してみる価値は充分あります。逆流性食道炎と同様、甘いもの1つであれば片頭痛は起こらないが、2つ以上食べると起こるという人もいます。

機能性低血糖症

機能性低血糖症は、1924年に米国の医師シール・ハリスによって指摘された疾患で、血糖値の低下に伴い、精神的・身体的症状をきたす疾患です。

疲れやすい、気力低下、眠気、集中力低下、物忘れ、不安、いらいら、頭痛、めまい、発汗、震え、心悸亢進《しんきこうしん》（動悸や心臓の拍動を強く感じること）、筋肉痛、甘いものに対する異常な欲求、異常な空腹感……などの症状が見られます。

ほとんどの機能性低血糖の背景には、インスリンの過剰分泌および遷延《せんえん》分泌（長く分泌されること）があります。

やせ型でインスリン抵抗性（137頁で詳述）がなくても、機能性低血糖を生じる人はいます。

機能性低血糖症は、糖質を摂取して血糖値が上昇して、インスリン追加分泌がインスリン基礎分泌の10倍や20倍、30倍レベルの量で出た時に、早ければ食後2時間、通常は4時間から5時間くらいで発症することが多いです。

症状がはっきりしている場合は、糖質摂取4～5時間後の血糖値が60㎎／dl以下になります。

家族歴に2型糖尿病があって、自分はまだ正常型で糖尿病を発症していない人は、インスリン追加分泌が遷延することがあり、機能性低血糖症が特に起こりやすいです。

境界型（正常型と糖尿病型の境界域にある人のこと）および糖尿病型でも、軽症の段階であれば、インスリンの分泌能力はまだ残っています。インスリンの追加分泌が出遅れて、遷延するのが2型糖尿病の特徴なので、「機能性低血糖症＋境界型」あるいは「機能性低血糖症＋糖尿病型」というパターンは、けっこうあると思います。

一方、家族歴に2型糖尿病がなくて、現在は糖尿病的にはまったく正常でも、インスリンが過剰に分泌されるタイプの「機能性低血糖症＋正常型」もあります。

こちらは若い人に多く、それこそ小学生や中学生でもありうると思います。高校生や大学生は当然、いうまでもありません。

いずれにせよ、「糖質摂取による血糖値上昇↓インスリン過剰分泌・遷延分泌↓機能性低血糖症」というパターンです。


精製された炭水化物が、最も機能性低血糖を起こしやすいです。未精製の炭水化物はややましですが、やはり機能性低血糖症を起こす可能性はあります。


Ⓐ機能性低血糖症が原因で生じている症状は、糖質制限食で速やかに改善します。

Ⓑ糖質制限食で改善しない症状は、機能性低血糖症とは無関係ということです。

ⒶⒷはシンプルですが、重要なことですので、「自分は機能性低血糖症かも？」と思っている皆さんは、しっかり覚えておきましょう。

糖質制限食なら、食後高血糖はほとんどなく、インスリン追加分泌もごく少量なので、機能性低血糖症をほとんど生じません。スーパー糖質制限食なら、インスリン追加分泌は、野菜の分の少量の糖質に対応して、せいぜい基礎分泌の２〜３倍くらいまでです。

この機能性低血糖症、日本ではあまり認知されていませんが、きっちり問診してみると、若い人でもけっこうおられますので、注意が必要です。

機能性低血糖症の場合、糖質摂取後30分で１４０㎎／dl程度に上昇した血糖値が、60分後に80㎎／dlに下がったりします。これだけ血糖値の変動幅が大きい（60㎎／dl）と、眠気も来そうですね。

さらに、４〜５時間後に40〜60㎎／dlなどまで下がることがあり、低血糖症状を生じます。これだけ下がれば明らかな低血糖ですが、60㎎／dl以上あって正常範囲でも、血糖値が１時間で50㎎／dl以上下がると、眠気などの症状も出やすいようです。

歯周病

歯周病菌のエサも糖質です。したがって歯周病も、糖質制限食で予防と改善が期待できます。ちなみに私は歯周病がありません。歯磨きは朝の起床時、昼食後、夕食後にしています（私は朝食は抜きで、朝は「ブラックコーヒー＋生クリーム10㎖」だけです）。寝る前にも基本は歯磨きをしますので、1日4回ですね。歯を磨いていて血が出ることもありません。

虫歯と歯周病は、歯を失う二大原因です。ただし、要因となる細菌は、虫歯菌と歯周病菌とではまったく別物で、虫歯を引き起こすのはミュータンス菌です。

ミュータンス菌のエサも糖質なので、糖質制限食は虫歯予防にもなります。

潰瘍性大腸炎

潰瘍性大腸炎は、難治性の疾患で、指定難病です。治りにくいので、長年にわたって治療を続けている患者さんも多いと思います。

サラゾスルファピリジンと、その改良新薬のメサラジンなどで治療を開始しますが、ステロイド薬を内服してコントロールする必要がある症例もあります。

スーパー糖質制限食の実践で、長年のステロイド薬から離脱できた人が複数例おられます。百発百中とはいかないかもしれませんが、やってみる価値は充分あると思います。

認知症

認知症の代表的なものとしては４つあり、それぞれ「アルツハイマー型認知症」「脳血管性認知症」「レビー小体型認知症」「前頭側頭型認知症」と呼ばれています。

この中で、圧倒的に多いのが、アルツハイマー型認知症（アルツハイマー病）で、およそ70％を占めています。

70％というのはすごい数字ですが、逆にいえば、アルツハイマー病に気をつけておけば、認知症に対する不安は大きく軽減されることになるわけです。

そして、アルツハイマー病をはじめとする認知症の予防に絶大な効果を発揮するのが、糖質制限食です。

認知症は、日本のような超高齢社会において、最も重要な病気の１つです。２０２０年時点で、わが国には約６３１万人の認知症患者がいます。

また認知症予備軍とされる軽度認知障害（ＭＣＩ）の症状を呈する高齢者は、約４０

0万人いると考えられています。MCIは、アルツハイマー病を含む認知症のリスクを増加させる老化の一般的な障害とされています。

MCIと判定された場合は、年率10〜15%で認知症に進行することが知られています。認知症の患者数は、今後さらに増加していくと予想されますが、根治につながる治療法は確立されていません。

近年、認知症との関連で注目されている糖化ストレスマーカーとして、前にも触れたAGEs（終末糖化産物）があります。

AGEsの産生増加は、糖尿病に伴う炎症や酸化ストレスの亢進《こうしん》など多くの病態と関連し、老化や動脈硬化もその1つです。

そして、アルツハイマー病のような認知症では、正常老化のそれに比べて、AGEsの蓄積が加速されているのです。AGEsの蓄積という糖化ストレスが、酸化ストレスも招き、アルツハイマー病の元凶となっていますし、他の3つの認知症にも関与していると思われます。また、老化や動脈硬化も同様にAGEsのせいです。

アルツハイマー病を確実に改善させる治療法も治療薬もない現状では、可能な限り早期に、認知症およびＭＣＩを発見して、何らかの介入を行うことが必要です。

そしてその唯一の解決法が、糖質制限食です。糖質制限食なら、蓄積するＡＧＥｓを最小限に抑えることができますので、ＭＣＩや認知症の予防・改善が可能です。

糖質制限食実践者の長期予後

このように、生活習慣病や慢性疾患の多くが糖質制限食で改善します。

糖質制限食の実践で、糖尿病では食後血糖値は即座に改善し、ＨｂＡ１ｃは月に１～２％改善します。

脂質データでは、中性脂肪値が速やかに改善し、ＨＤＬコレステロールは増加します。増加の程度と速度には個人差があります。

ＬＤＬコレステロール値は、低下・不変・上昇と個人差がありますが、いったん上昇した場合も、半年から数年で落ち着くことが多いです。

尿酸値も低下・不変・上昇と個人差がありますが、摂取エネルギー不足がなければ、上昇した場合でも半年くらいで落ち着くことが多いです。

尿素窒素はやや増加傾向になることが多いですが、クレアチニン値やシスタチンC値やカリウム値は不変であり、腎機能は正常で、生理的範囲内です。

要するに、現在まで確認されている動脈硬化のリスク要因がすべて、糖質制限食で改善します。したがって、ＥＢＭ（根拠に基づく医療：第11章参照）に基づいて考察するならば、糖質制限食の予後は良好と考えられます。

従来の糖尿病食には、長期的安全性と有効性を示すエビデンスはありません。しかし糖質制限食には複数の信頼度の高いＲＣＴ論文があります（第11章参照）。

従来の糖尿病食では、食後高血糖と血糖変動幅増大を必ず生じます。この酸化ストレスリスクを、食事のたびに、毎日起こすような食事療法を長期に続けて、よい結果が出る可能性は理論的にゼロです。

一方、糖質制限食なら、食後高血糖と血糖変動幅増大は生じず、糖尿病合併症を予防できる可能性が高いのです。

第4章　インスリンの功罪

インスリンの役割

この章では、インスリンというホルモンについて、詳しく見ていきます。

インスリン基礎分泌は、ヒトの生命維持に必要不可欠です。また、インスリン追加分泌も必要不可欠です。スーパー糖質制限食でも、基礎分泌の2～3倍レベルのインスリンは追加分泌されます。

インスリン注射で、1型糖尿病患者の命が助かるようになり、寿命が延びてきました。

一方で、過剰なインスリンは、酸化ストレスとなり、がん、老化、動脈硬化、糖尿病合併症、アルツハイマー病などのリスクとなります。

まず、その役割（功）について考察してみます。

インスリンには、24時間継続して出続けている少量の「基礎分泌」と、糖質を摂取して血糖値が上昇した時に出る「追加分泌」の2種類があります。

タンパク質を摂取した時にも少量のインスリンが（間接的に）追加分泌されますが、脂質摂取では、インスリンは追加分泌されません。

これでまずわかるのは、食物を摂取していない時でも、人体の代謝には、少量のインスリンが必須ということです。このインスリンの基礎分泌がなくなったら、人体の代謝全体が崩壊していきます。つまり、インスリンの基礎分泌がないと、全身の高度な代謝失調が生じ、生命の危険がありえます。

たとえば、「運動をすればインスリン非依存的に（インスリンに依存せずに）血糖値が下がる」という事実がありますが、これも、インスリン基礎分泌が確保されていることが前提のお話です。もし、インスリン基礎分泌が不足している状態で運動すれば、血糖値はかえって上昇します。

　また、肝臓で行っている糖新生（脂質の分解物のグリセロールやアミノ酸からブドウ糖を作り出し血糖値を保つこと）も、基礎インスリンが分泌されていなければ制御不能となり、空腹時血糖値が３００～４００mg／dl、あるいはそれ以上にもなります。

　また、糖質を摂って血糖値が上昇した時、追加分泌のインスリンが充分量出なければ、高血糖が持続します。高血糖の持続は糖毒性《とうどくせい》といわれ、すい臓のβ細胞を障害し、インスリン抵抗性を増悪させます。

　急激に発症するタイプの１型糖尿病であれば、短期間でインスリン分泌がゼロになるので、基礎分泌も追加分泌もなくなり、血糖値が急上昇して、随時で２５０～５００mg／dlや、６００mg／dl以上、１０００mg／dlにもなります。細胞はブドウ糖を利用できないため、脂肪の分解産物のケトン体が急上昇し、エネルギー源となりますが、酸性血症となり意識障害を生じ、放置すれば死にいたります。インスリン作用が欠落している時の血中ケトン体上昇は病態であり、極めて危険です。

　このインスリン作用欠落による酸性血症（糖尿病ケトアシドーシス）は、インスリン作用が確保されていて糖質制限食や断食で生理的にケトン体が上昇する場合とは、まったく異なる病態です。

生命維持に欠かせないインスリン

さて、ブドウ糖が細胞膜を通過するためには、特別な膜輸送タンパク質が必要です。それが糖輸送体（GLUT：グルット）で、現在、GLUT1からGLUT14までが確認されています。正確には、グルコーストランスポーター（glucose transporter）です。

たとえば、GLUT1は、赤血球・脳・網膜などの糖輸送体で、常に細胞の表面にあり、血流さえあれば即、ブドウ糖を取り込むことができます。

これに対して、筋肉細胞と脂肪細胞に特異的なのがGLUT4で、基礎分泌のインスリンレベルだと、通常は細胞内部に沈んでいます。14種のGLUTの中で、インスリンに依存（応答）しているのはGLUT4だけで、特殊です。

筋肉細胞と脂肪細胞の中に沈んでいるGLUT4は、インスリンが追加分泌されると、細胞表面に移動して、ブドウ糖を取り込むのです。

このようにインスリンは、生命の維持に必須の、重要なホルモンであることが確認できました。インスリンがないと、人は死亡します。基礎分泌のインスリンは、生命維持に絶対に必要なのです。

実際に、１９２１年にインスリンが抽出されるまでは、１型糖尿病で内因性インスリンゼロの場合は、平均余命は半年程度でした。インスリン製剤が開発されて以降、１型糖尿病の平均余命は劇的に改善しています。

近年、１型糖尿病患者の寿命は延びています。

１９７５年に米国で行われた調査では、１型糖尿病患者の寿命は、健康な人に比べて27年短いとされていました。それから40年後の２０１５年１月に報告された、スコットランドのダンディー大学が２万４６９１人の１型糖尿病患者を対象に行った調査では、20代前半の１型糖尿病患者の予想される平均余命は、健康な人に比べ、男性で11・１年、女性で12・９年短いという結果になっています（＊１）。

このように、インスリンの使用法や種類が改善されたことで、１型糖尿病患者の寿命はかなり延びてきています。インスリン注射が、おおいに役に立っているわけです。

（＊1）　糖尿病ネットワークから一部抜粋。http://www.dm-net.co.jp/calendar/2016/024725.php

インスリンの作用

インスリンの作用をまとめてみます。

インスリンは、グリコーゲン合成・タンパク質合成・脂肪合成など、栄養素の同化（生合成）を促進し、筋肉、脂肪組織、肝臓に取り込みます。インスリンが作用するのは、主として、筋肉（骨格筋、心筋）、脂肪組織、肝臓です。

（1）糖質代謝

＊ブドウ糖の筋肉細胞・脂肪細胞内への取り込みを促進させる。

＊グリコーゲン合成を促進させる。

＊グリコーゲン分解を抑制する。

＊肝臓の糖新生を抑制し、ブドウ糖の血中放出を抑制する。

（2）タンパク質代謝

＊骨格筋に作用してタンパク質合成を促進させる。
＊骨格筋に作用してタンパク質の異化（分解・代謝）を抑制する。

（3）脂質代謝
＊脂肪の合成を促進させる。
＊脂肪の分解を抑制する。

インスリンの罪

次にインスリンの「罪」について考察してみます。

多くの医師には「自分の頭で考える」という習慣がないので、ガイドラインどおりの治療しか知らないことが多いものです。糖尿病治療に関しても同様です。そしてそれは当たり前のことで、それ以外の治療があるという選択肢がないのが、日本の糖尿病医療の現状です。

しかし、現行の糖尿病食で、合併症（人工透析、下肢切断、失明）を防ぐことができていないのですから、「自分の頭で考えない」というのも、一定の罪といえます。受験勉強では知識を詰め込む訓練ばかりですので、自分の頭で考えるというスタンスが希薄になっていったのだと思います。

インスリン注射に関しては、医師は、その有用な面ばかりを強調することが多いのですが、じつはインスリン注射にはデメリットもあります。誠に遺憾《いかん》ながら、ほとんどの医師が、インスリンのデメリットを知らないのが現状です。

先日、ある製薬メーカーのMRさんの社内勉強会で、糖尿病と糖質制限食のお話をしてきました。MRとは、「Medical Representative：医薬情報担当者」のことで、薬についての知識や情報を医師や薬剤師に提供する、製薬メーカーの営業担当者を指します。製品の「効能、副作用、トピック、研究論文……」など、さまざまな情報を紹介してくれるのがMRさんです。皆さんよく勉強しておられるので、私もいろいろ教えてもらうことも多いものです。

そんなMRさんですから、インスリン注射のこともよくご存じのはずです。ところが、その社内勉強会でわかったことは、インスリンの「功罪」のうち、「功」のほうはよくご存じでしたが、「罪」のほうは、ほとんどご存じないということでした。

過剰なインスリンの害にはエビデンスがあります。たとえ基準値内でも、インスリンの血中濃度が高いほど、アルツハイマー病、がん、老化、肥満、高血圧などのリスクとなります。

また、高インスリン血症は活性酸素を発生させ、酸化ストレスを増加させます。酸化ストレスは、老化、がん、動脈硬化、その他多くの疾患の元凶とされていることはすでに述べましたね。パーキンソン病、狭心症《きょうしんしょう》、心筋梗塞、アルツハイマー病などにも酸化ストレスの関与の可能性があります。

「ロッテルダム研究」（オランダのロッテルダム市で行われた大規模な地域コホート研究）によれば、インスリン使用中の糖尿人では、アルツハイマー病の相対危険度は４・３倍です（＊１）。

また、インスリン注射をしている糖尿人は、メトホルミン（商品名はメトグルコなど：筋肉での糖利用を促進したり、肝臓で糖を作るのを抑制したりして血液中の糖を減らす薬）で治療している糖尿人に比べて、がんのリスクが１・９倍というカナダの研究もあります(＊2)。

さらに、Cペプタイド（インスリン前駆体であるプロインスリンの構成成分）の値が高い男性（高インスリン血症の男性）は、低い男性に比べて、最大で3倍程度、大腸がんになりやすいという報告もあります(＊3)。

このように、過剰なインスリンの弊害を見てみると、血糖コントロールができている限り、インスリンは少なければ少ないほど、身体には好ましいことがわかります。

別のいい方をすれば、人類が農耕を開始して穀物摂取を始めて以降、さらに精製炭水化物の摂取開始以降、特に第二次世界大戦後に世界の食糧事情がよくなってからの糖質の頻回・過剰摂取が、インスリンの頻回・過剰分泌を招き、酸化ストレスを生じ、さまざまな生活習慣病の元凶となった構造が見えてきます。

（＊1）「高齢者糖尿病における、脳血管性認知症（VD）の相対危険度は2・0倍。アルツハイマー型認知症（AD）の相対危険度は1・9倍。インスリン使用者の相対危険度は4・3倍」Neurology 1999：53(19)：1937-1942.

（＊2）2005年の第65回米国糖尿病学会でカナダのサマンサ博士などが、1万3309人の糖尿病患者の研究成果を報告、その後、論文化。コホート研究。「メトホルミン（インスリン分泌を促進させない薬）を使用しているグループに比べて、インスリンを注射しているグループは、がん死亡率が１・９倍高まる。ＳＵ剤（インスリン分泌促進剤）を内服しているグループはがん死亡率が１・３倍高まる」Diabetes Care February 2006 vol. 29 no.2 254-258.

（＊３）国立がん研究センター「多目的コホート研究（ＪＰＨＣ研究）」からの成果。57％が空腹時、ほかは非空腹時でともに大腸がん群は高値。厚生労働省研究班が２００７年、疫学調査結果を発表し、英文論文化。研究班は、全国９地域で40～69歳の男女約４万人を、１９９０年から２００３年まで追跡。Int J Cancer. 2007 May 1;120(9):2007-12.

農耕開始前、狩猟・採集時代のインスリンの役割は何だったのか

ここで、ヒトが農耕を開始する前の、狩猟・採集時代のインスリンの役割について考察してみます。

先ほど、細胞がブドウ糖を取り込むためには「糖輸送体」という特別なタンパク質が必要で、英語の頭文字からＧＬＵＴ（グルット）と呼ばれ、現時点でＧＬＵＴ１からＧＬＵＴ14までが確認されていることをご説明しました。

この14種のうち、インスリンに依存（応答）しているのはＧＬＵＴ４だけです。普段は細胞の内部に沈んでいるＧＬＵＴ４ですが、血糖値が上昇してインスリンが追加分泌されると、細胞表面に移動してきて、ブドウ糖を取り込めるようになります。

さて、このインスリンとＧＬＵＴ４の役割を、農耕が始まる前の時代までさかのぼって考えてみましょう。

ＧＬＵＴ４は、糖質過剰摂取時代の今でこそ、獅子奮迅《ししふんじん》の大活躍なのですが、農耕開始前は、ほとんど活動することはなかったと考えられます。

すなわち、農耕が開始され、日常的に穀物を食べるようになってから、「食後血糖値の上昇→インスリン追加分泌→ＧＬＵＴ４が筋肉細胞・脂肪細胞の表面に移動→ブドウ糖を細胞内へ取り込む」というシステムが、食事のたびに稼働するようになったのです。

狩猟・採集時代には穀物はなかったので、たまの糖質摂取でごく軽い血糖値上昇があり、少量のインスリンが追加分泌される時だけＧＬＵＴ４の出番があったにすぎません。たとえば運よく野生の小さな果物やナッツ類や自然薯《じねんじょ》などが採集できた時のみです。

この頃は、血糖値はあわてて下げなくてはいけないほど上昇しません。したがって、「インスリンとＧＬＵＴ４」のコンビは、筋肉細胞でブドウ糖を取り込んで血糖値を下げる役割よりも、脂肪細胞でブドウ糖から中性脂肪を作らせて脂肪組織に蓄えて、来たるべき冬の飢餓《きが》に備えるほうが、はるかに大きな意味を持っていたと思います。

すなわち、農耕開始前は、「インスリンとＧＬＵＴ４」のコンビは、たまに糖質を摂った時にだけ働く、中性脂肪の生産・蓄積システムとして活躍していたのでしょう。もっぱら飢餓に対するセーフティーネットとして貢献していたと考えられます。

このように、インスリンの中性脂肪蓄積システムは、長い間、人類の生存におおいに貢献してきたわけですが、いまは日常的に１日に３〜５回、糖質を摂取する時代です。このため、「インスリンとＧＬＵＴ４」のコンビは、いまや「肥満システム」と化してしまい、インスリンは「肥満ホルモン」と呼ばれるようになってしまったのです。

真実としては、インスリンに罪はなく、糖質過剰摂取の食生活に陥ってしまった現代人に罪があるのです。

高インスリン血症と酸化ストレス

第2章でも、酸化ストレスについて触れましたが、ここでインスリンとの関係という視点で、いまいちど触れておきたいと思います。

人体は酸化反応と抗酸化反応のバランスが取れていると正常に機能するとお伝えしました。酸化反応が抗酸化反応を上回った状態を酸化ストレスというのですね。

ヒトは、呼吸によって1日に500L以上の酸素を体内に取り入れていると考えられています。呼吸によって、毎分約0・3Lの酸素が肺胞から血液中に送られます。

このうち、約2%が活性酸素に変わるといわれています。

生体内の抗酸化システム（酸化還元酵素であるSOD〔スーパーオキシドジスムターゼ〕など）で処理しきれない活性酸素が残存した場合、酸化ストレスとなり、人体の構造や機能を担《にな》っている脂質、タンパク質、酵素、DNAなどに損傷を与えてしまい、老化の元凶とされています。

さらに老化以外にも、糖尿病合併症、動脈硬化、がん、アルツハイマー病、パーキンソン病などのさまざまな病気の元凶とも考えられていることはすでに述べました。

また、これらの病気を発症すると、さらに酸化ストレスのリスクが上昇するという悪循環パターンとなり、症状が進行する可能性があります。

活性酸素を増やす外因としては、紫外線、大気汚染、化学物質、残留農薬などさまざまな環境因子が明らかになっています。体内でＳＯＤを作る能力は、40歳前後から低下していきますので、食物から抗酸化成分をしっかり摂ることが必要です。野菜、海藻、きのこ類、大豆、ナッツ類など、糖質制限食の食材にも抗酸化成分が豊富に含まれますので、積極的に食べましょう。

一方で、内因としては、血中のインスリン値が高い状態が続く「高インスリン血症」が、活性酸素を発生させて酸化ストレスのリスクになるといわれています。

高インスリン血症を生じさせるリスクが最も高いのは糖質です。

タンパク質もある程度、インスリンを分泌させますが、脂質は分泌させません。

タンパク質はインスリンを分泌させますが、グルカゴン（血糖値を上げる働きのあるホルモン）も分泌させるため、通常は効果が相殺《そうさい》されて、血糖値に影響を与えません。

食後一定時間が経過したあとも血糖値の高い状態が続く「食後高血糖」や、血糖値が高い時と低い時の差が大きくなる「血糖変動幅増大」も活性酸素を発生させ、酸化ストレスのリスクになると考えられています。

従来の糖尿病食（カロリー制限食=高糖質食）など、糖質を1日の総摂取カロリーの40～60％摂取する食事では、「高インスリン血症」「食後高血糖」「血糖変動幅増大」を必ず生じ、酸化ストレスのリスクが増大する可能性が高いのです。

酸化ストレスのリスクを少なくする糖質制限食

糖質制限食は食事で摂取する糖質をできるだけ減らして、血糖を良好にコントロールしようというものです。これなら必要最低限のインスリン分泌ですみますし、食後高血糖や血糖変動幅増大も生じませんので、酸化ストレスのリスクは極めて少なくてすみます。

酸化ストレスリスクを効率よく予防するには、糖質制限食以外の選択肢はないと考えられます。糖質制限食は老化の速度を緩和させ、糖尿病合併症や生活習慣病を予防できる唯一の食事療法といえます。

第5章　コレステロールの大切な役割

糖質制限食でコレステロール値が上がる

糖質制限を実践している方からは、コレステロール値について、よく悩みが寄せられます。1つ紹介してみましょう。

「江部先生、はじめまして。

先生の本を購読して糖質制限を始めました。体重は6キロ減で、健康に毎日を送っています。朝食は卵3個とベーコンやウインナーを食べています。

もともとコレステロール値が高かったのですが（ＬＤＬ：１９０）、糖質制限をしてから２５０を超えました。糖質制限をして、半年くらいになろうとしています。医者からは、かなりヤバいので薬を飲むように、いわれています。

56歳男、身長１７６㎝、体重60㎏です。

悩んでいます。よろしければご連絡をお願いします。」

さて、コレステロール値ですが、

①ＨＤＬコレステロールが60㎎／dl以上

②中性脂肪が60㎎／dl以下

この①②を満たしていれば、ＬＤＬコレステロールはすべて標準の大きさで、肝臓からコレステロールという細胞膜の原料を末梢《まっしょう》組織に運んでいく大切な役割を担っており、当然、善玉のＬＤＬコレステロールです（後述しますが、ＬＤＬコレステロールは一般に悪玉コレステロールといわれますが、すべてが身体に悪いわけではありません）。

つまり、悪玉の「小粒子ＬＤＬコレステロール」や「酸化コレステロール」は、ほぼありません。スーパー糖質制限食を実践している方なら、このパターンがほとんどです。

気になるようであれば、実際に動脈硬化があるかどうか確かめるため、「頸動脈《けいどうみゃく》エコー」で、プラークや内膜肥厚《ないまくひこう》の有無を検査しましょう。

そして「心臓検査（心電図や心エコーなど）」を実施して、冠動脈狭窄《きょうさく》がないことを確認しましょう。

主治医は、「ＬＤＬコレステロール高値→動脈硬化→プラークや心筋梗塞や脳梗塞」といったことを懸念《けねん》しておられるのだと思います。

頸動脈エコーや心臓検査で、これらの懸念が払拭《ふっしょく》されたなら、安心して糖質制限食を続けられたらよいと思います。

コレステロールの役割

コレステロールは、細胞膜の原料であり、人体にとって必要不可欠な成分です。

標準の大きさの正常サイズのＬＤＬは善玉であり、その中に、約40％のコレステロールを含んでおり、それを末梢組織に運ぶ仕事をしています。

末梢組織の細胞で、細胞膜の原料として使用されたあと、余ったコレステロールをＨＤＬが回収して、肝臓に戻します。

すなわち、ＬＤＬもＨＤＬも、人体にとって、コレステロール運搬のための必須成分なのです。

ＬＤＬコレステロールの中で問題となるのは、「小粒子ＬＤＬコレステロール（小さくて高密度のＬＤＬ）」と、「酸化ＬＤＬコレステロール」です。

酸化ＬＤＬコレステロールは、真の悪玉で、異物であり、血管内皮を障害します。

コレステロールの善玉と悪玉

小粒子ＬＤＬは、真の悪玉である酸化ＬＤＬに変化しやすく、危険な存在です。

小粒子ＬＤＬコレステロールは、血管内皮に侵入しやすく、そこで活性酸素により酸化され、酸化ＬＤＬになります。

酸化していない普通のサイズのＬＤＬは、異物ではないので、血管内皮に障害を起こしません。

中性脂肪が多くて、ＨＤＬコレステロールが少ない人は、小粒子ＬＤＬがたくさんある可能性が高いのです。

ＨＤＬコレステロールが多くて（60㎎／dl以上）、中性脂肪が少ない（80㎎／dl以下↓理想的には60㎎／dl以下）人は、小粒子ＬＤＬコレステロールと酸化ＬＤＬコレステロールは少ないので安全です（＊1）。

糖質制限食実践者は、この安全パターンとなります。

ＬＤＬコレステロール値を下げたほうがよいという医師と、普通の大きさのＬＤＬコレステロールは下げなくてよいという医師があり、世界中で論争中です。

私は、標準の大きさのＬＤＬは善玉であり、下げなくてよいという立場です。

（＊1）　Circulation. 1990 Aug;82(2):495-506.

肉中心の糖質制限食とコレステロール

もう1つ、コレステロールに関する悩み相談を見てみましょう。

「江部先生、いつもお世話になっています。

スーパー糖質制限は、タンパク質・脂質無制限食とされていますが、肉や卵を無制限に食べた場合も、コレステロールに影響はないのでしょうか。

近所の内科医は、コレステロールが高い場合、肉や卵を控えて、魚と野菜をしっかり食べるようにといっています。

私は、江部先生が説明されている縄文時代の肉を中心とした食事については理解していますが、それでも、コレステロールとの関係はどうなのか、コレステロール値を下げるには、肉より魚のほうがよいのか、という点がよく分かりません。その点は、どうなのでしょうか。

また、その点がどうであれ、私が特にお尋ねしたいのは、LDLの基準値は140㎎未満とされていますが、140㎎以上であった場合には、薬で下げたほうがよいのかどうかということです。」

米国糖尿病学会の見解と、私（江部康二）のコレステロール値

このご質問に関して、米国糖尿病学会の見解を見てみましょう。米国糖尿病学会は、2019年4月、「コンセンサス・リコメンデーション」において、「糖質制限食（超低炭水化物食も含めて）は最も研究されている食事療法の1つである」と明言して、一推しで推奨しました。すでにご紹介しましたね。2020年、2021年、2022年、2023年、2024年のガイドラインでも、同様の見解です。2025年のガイドラインでも推奨しています。

米国糖尿病学会の見解ですから、エビデンスに基づいています。

急性心筋梗塞は、日本で年間約8万人、米国では約100万人が発症しています。

一般に、LDLコレステロール値が高値だと、心筋梗塞のリスクとされていますが、心筋梗塞が日本よりはるかに多い米国で、糖尿病学会が糖質制限食を一推しで推奨ですので、「糖質制限食とLDLコレステロール高値」に関しては、心配ないと思います。

例として、52歳から75歳の現在まで、23年間、スーパー糖質制限食を実践中の私のデータをご紹介します。

コレステロール値は、2024年12月現在で、以下のとおりです。

・TC（総コレステロール）：　176mg／dl
・LDL－C：　89mg／dl
・HDL－C：　74mg／dl
・TG（中性脂肪）：　65mg／dl

肉より魚？


また、「コレステロール値を下げるには、肉より魚のほうがよいのか」というご質問ですが、これについては、詳しくは第8章で述べますが、次のような事実があります。

日本列島にヒトが居住し始めたのは、約3万8000年前の旧石器時代からです。旧石器時代は、その後約2万2000年間と長期にわたって続いて、縄文時代に移行しました。

旧石器時代は「ウルム氷期」というたいへん寒い時期だったため、針葉樹しかありませんでした。当時は漁労《ぎょろう》の技術も未発達だったので、基本的に、肉ばかり食べていました。ナウマン象、ヘラジカ、オオツノジカ、イノシシ……などです。北海道ではマンモスも食べていたと思われます。

植物食としては、自然薯、松の実、コケモモくらいしかありませんでした。日本列島では、ヒトは2万２０００年間、肉ばかり食べていたと思われます。

その後、古墳時代に大勢の渡来人が日本列島にやってきて、土着の日本人と混血していったので、旧石器時代の日本列島に住んでいたヒトがそのまま今の日本人とイコールとはいえませんが、ウルム氷期を生き延びたヒトがいたからこそ、今につながっているわけですから、肉食中心で問題ないと考えられます。

もちろん、現代人は魚も食べてよいと思います。前述の私、江部康二の検査データは、肉と魚が半々で、野菜も食べていての結果です。

内服薬は必要か？

さらに、「ＬＤＬの基準値は１４０㎎未満とされていますが、１４０㎎以上であった場合には、薬で下げたほうがよいのかどうか」という点もご質問にありました。

空腹時の採血で、

・ＨＤＬ－Ｃが60㎎／dl以上、
・ＴＧ（中性脂肪）が60〜80㎎／dl以下、

であれば、先にも述べましたように、悪玉の小粒子ＬＤＬ－Ｃや酸化ＬＤＬ－Ｃはほとんどないので安心です。ＬＤＬ－Ｃが１４０㎎／dl以上の高値でも、標準の大きさの善玉なので、問題ありません。

これにつきましては、清水泰行医師のブログ「ドクターシミズのひとりごと」（＊１）に掲載されている図（資料４）を見ていただければ、確認できます。

資料4　中性脂肪値やHDL値と、LDLの性状との関係

【中性脂肪値とLDLの性状との関係】

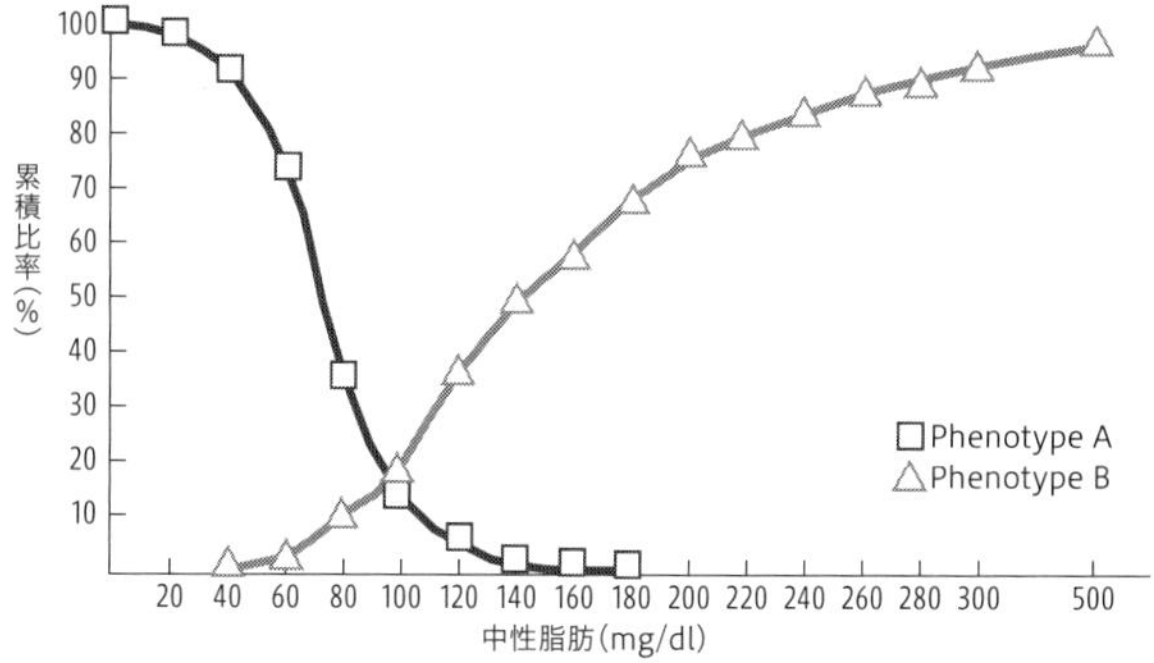

Phenotype A……大きな浮遊性の無害なLDL粒子からなるLDL
Phenotype B……小さな高密度の悪いLDL粒子からなるLDL

中性脂肪が60以下の場合、75%はPhenotype Aという無害なよいLDLである。中性脂肪が100を超えるとPhenotype AとPhenotype Bは逆転し、中性脂肪の正常値の150未満付近では、ほとんど大きなよいLDLは存在しないことになる。

【HDL値とLDLの性状との関係】

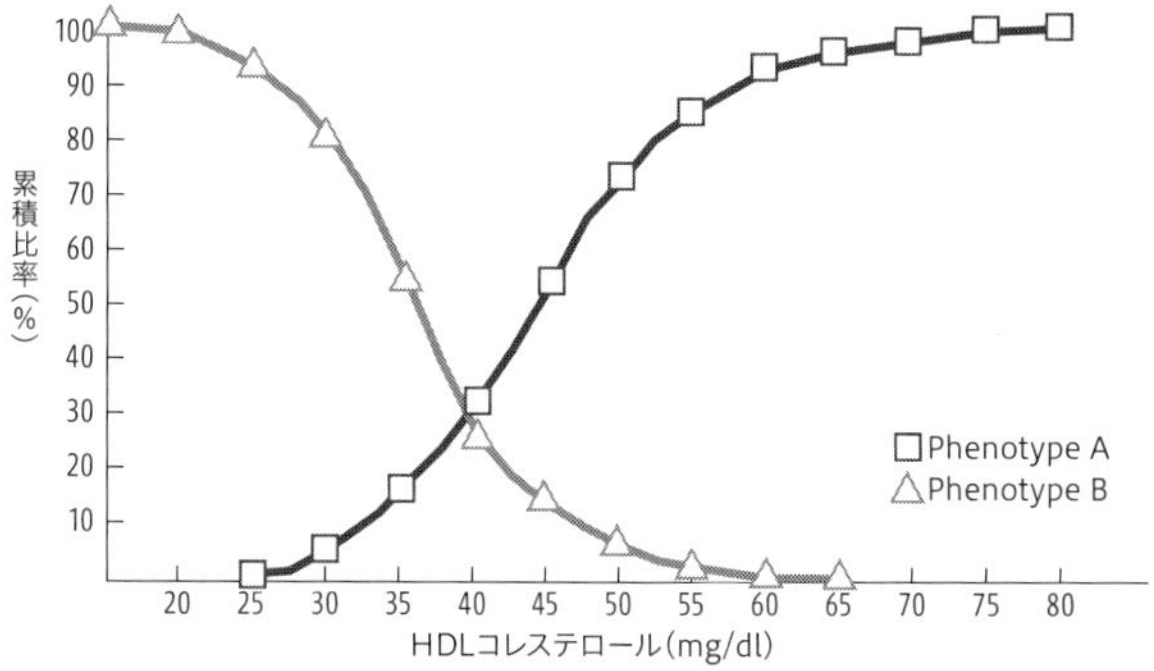

HDLの値でも、正常値の40を境にPhenotype AとPhenotype Bは逆転する。HDLが60もあれば、ほとんどがよいLDLとなる。

出所：Atherogenic lipoprotein phenotype. A proposed genetic marker for coronary heart disease risk. M A Austin, M C King, K M Vranizan and R M Krauss　Circulation. 1990;82(2):495-506より抜粋

整理しますと、

①**標準の大きさのＬＤＬコレステロール**：肝臓から末梢組織にコレステロールという細胞膜の原料を運ぶ善玉。

②**小粒子ＬＤＬコレステロール**：コレステロール輸送という本来の仕事をほとんどせずに、血管壁の傷などに入り込んで、活性酸素に触れ、酸化して酸化ＬＤＬコレステロールになりやすいので危険。

③**酸化ＬＤＬコレステロール**：異物であり血管壁にこびりついて動脈硬化の元凶となる真の悪玉。

つまり、危険なのは②と③であり、①はなくてはならない大切なものなのです。

（＊1） https://promea2014.com/blog/?p=1101

過去の借金——消えない大動脈プラーク

健診でコレステロール値が高かったご主人に関して、奥さまから次のような質問がありました。

「中性脂肪が減りました。糖尿病の境界型と診断され、いつもこちらのブログでいろいろと勉強させていただきながら、糖質オフを続けています。貴重な情報をいつもありがとうございます。

去年の健康診断で、主人のコレステロール値が高く、また腹部大動脈プラークがあり、先生から糖質オフを勧めていただき、主人も糖質オフにして1年が経過し、先日健康診断を受けました。

・HDLコレステロール　64↓71

・LDLコレステロール　179↓189

・中性脂肪　121↓62

LDLコレステロールは少し上がりましたが、見事に中性脂肪が半分になっていました。

今回も、腹部大動脈プラークの診断はそのままでしたが、今までどおり糖質オフを続けていれば、コレステロール値が高くとも中性脂肪が62ということなので、動脈硬化などの心配はいらないということでよろしいのでしょうか?

糖質オフにすることで、こんなにも中性脂肪が減るとは驚きです。このまま、動脈硬化などの病気にならなければうれしいのですが。腹部大動脈プラークは消えることはないのでしょうか?

先生には、アドバイスをいただき大変感謝しております。」

とても嬉しいご報告です。この方のご主人の今回のデータですが、HDLコレステロール値が、60mg/dl以上あり、中性脂肪値が、80mg/dl以下です。これなら、悪玉の小粒子LDLコレステロールは、ほとんどありません。

したがって、LDLコレステロールが、189mg/dlとやや高値ですが、ほぼすべてが標準の大きさの、肝臓から末梢組織にコレステロールという細胞膜の原料を運んでくれている善玉ですので、問題なしです。

少なくとも、今後は、動脈硬化の進行はかなり予防できて、加齢分くらいですむと思います。

腹部大動脈プラークは、過去の借金である動脈硬化です。

ご主人のプラークが、いつ頃できたのかはよくわかりませんが、スーパー糖質制限食実践で、冠動脈プラークが縮小した糖尿人もおられました。

今後もスーパー糖質制限食を続けることで、一番うまくいけばプラークの縮小もありえますが、少なくともプラークが大きくなることはもうありませんので、安心です。

家族性高コレステロール血症なのか？　スタチンを飲む必要はあるか？

最後に、婦人科の治療でコレステロール値が上がったという方からの質問です。

「江部先生、はじめまして。糖尿病ではない、46歳女性です。いつも糖質制限プラスアルファの情報をありがとうございます。それに頼りながら、健康のため、スーパー糖質制限を行っております。

五十肩と肩の腱断裂でリハビリをしておりましたが、効果がまったくなく半年。

糖質制限をすると、1週間で8割治り、スーパー糖質制限にはまりました。40歳を超えて出た、冷えのぼせや、体の冷えなどの体の不調もなくなりました。体重コントロールに気を取られず、BMI20を保っております。

糖質制限を1年半ほど続けておりますが、コレステロール値が高いことだけが気になる点ですごしておりましたが、江部先生のブログを読ませていただき、糖質制限前の食生活なども影響して、コレステロール値が落ち着くまで時間がかかることも承知だったので、放置してすごしておりました。

が、しかし子宮筋腫の治療で、ゾラデックス6カ月、ジエノゲスト（エストロゲンを低下させる薬）を1カ月処方されたところから、コレステロール値がさらに上がり、糖質制限に理解のない医師のため、かかりつけ医（内科）にスタチン（ロスバスタチン）を処方されました。

飲まずにいられないのか？　ゼチーア（スタチンとは異なる作用機序でコレステロールを低下させる薬）を処方してもらうことをお願いできないのか？　と考えながらおります。

家族性高コレステロールかどうかも教えてもらえず、聞くと話をそらされ、コレステロール値のみを見て、即飲まなければ、死ぬよのニュアンスで、相談すらできない状況で苦しく思っております。

親族で心疾患などで亡くなったものはおりません、父母の両家系とも平均寿命以上を生き、長寿であります。

糖質制限に理解のある医師は私の住む地方都市にはおらず、どう医師に話をしてよいかもわからなくなってきております。

もし可能であれば助言をお願いできませんでしょうか？

・２０２０年６月　ＬＤＬ：３４７　ＨＤＬ：76　中性脂肪：97

・２０１９年12月　ＬＤＬ：２４３　ＨＤＬ：93　中性脂肪：47（糖質制限中・ゾラデックス処方前）

・２０１８年７月　ＬＤＬ：１７６　ＨＤＬ：61　中性脂肪：77（糖質制限前）」

この方も、素晴らしいですね。「五十肩と肩の腱断裂でリハビリをしておりましたが、効果がまったくなく半年。糖質制限をすると、1週間で8割治り、スーパー糖質制限にはまりました」とあります。スーパー糖質制限食で全身の血流・代謝がよくなるので、改善したのでしょう。

「40歳を超えて出た、冷えのぼせや、体の冷えなどの体の不調もなくなりました。体重コントロールに気を取られず、BMI20を保っております」とのこと、こちらもよかったです。スーパー糖質制限食の実践で、「食後高血糖」「食後高インスリン血症」「血糖変動幅増大」といった「酸化ストレスリスク」が最小限となるので、さまざまな症状の改善が期待できます。

酸化ストレスはがん以外にも、動脈硬化、老化、糖尿病合併症、アルツハイマー病、メタボリックシンドローム、パーキンソン病、狭心症、心筋梗塞、慢性炎症などに関与することが明らかとなっています。

また、AGEs（終末糖化産物、次章でまた説明します）の蓄積も最小限ですみますので、「糖化→老化」というパターンが予防でき、皮膚のしわ、身長の縮み、聴力低下、視力低下、歯周病や虫歯といった、老化に伴う症状が、最小限ですむのも大きな利点です。

「家族性高コレステロールかどうかも教えてもらえず、聞くと話をそらされ、コレステロール値のみを見て、即飲まなければ、死ぬよのニュアンスで、相談すらできない状況」とのこと。

糖質制限食実践前のＬＤＬコレステロール値は１７６㎎／dlであり、糖質制限食実践中で２４３㎎／dl、ゾラデックス処方後に３４７㎎／dlと増加しているので、家族性高コレステロール血症の可能性はありません。

家族性高コレステロール血症の場合は、生まれつきＬＤＬコレステロール値が高いのが特徴です。

糖質制限食の実践で、善玉の大きなサイズのＬＤＬコレステロールが増えますので、血中ＬＤＬコレステロール値は上昇しますが、悪玉の小粒子ＬＤＬコレステロールや酸化ＬＤＬコレステロールはほとんどないので、心配ありません。

ＨＤＬコレステロール値が60㎎／dl以上あって、中性脂肪値が60～80㎎／dl以下の場合は、悪玉の小粒子ＬＤＬコレステロールや酸化ＬＤＬコレステロールは、ほとんどないので、ＬＤＬコレステロール値２４３㎎／dlでも、問題なしです。

さらに、エストロゲンには、ＬＤＬや中性脂肪値を下げる作用があります。子宮筋腫の治療のためのゾラデックスやジエノゲストの内服で、血中エストロゲン濃度が低下すれば、必然的にＬＤＬコレステロール値や中性脂肪値は上昇します。ということで、ＬＤＬコレステロール上昇は心配ない可能性が高いです。

主治医が心配されているのは、ＬＤＬコレステロール値が高値だと、動脈硬化となって、心筋梗塞などを起こすのではないかということだと思います。

したがって、ご本人と主治医の安心、安全のために、眼科で眼底検査、循環器科か脳外科で頸動脈エコー、循環器科で心電図と心エコーを検査しておけば、さらによいと思います。

これらの検査で大丈夫なら、たとえＬＤＬコレステロール値が高値でも、現実には動脈硬化は生じていないこととなり、安心です。

なお、糖質制限食実践で、食品から摂取するＬＤＬコレステロールが増えたために、血中ＬＤＬコレステロール値が上昇した場合は、ゼチーア（高脂血症治療薬）で劇的にＬＤＬコレステロール値が低下します。１００㎎／dl以上下がることもあります。

第6章　糖化と老化

タンパク質と糖が結合する

近年、医学界において、ＡＧＥｓ（終末糖化産物）が注目されています。「Advanced Glycation End Products」の頭文字をとって、ＡＧＥｓです。

では、「糖化」とは何でしょう？

糖化とは、ブドウ糖・果糖などの単糖が、直接、体内のタンパク質などに結合する反応のことです。

先にも述べたように、糖尿病の管理指標として一般的に使われている「ＨｂＡ１ｃ

（ヘモグロビンエーワンシー）」は、糖化したヘモグロビンのことです。赤血球の中にあるヘモグロビンというタンパク質に、血糖がへばりつくわけです。

高血糖であるほどたくさんへばりつき、ＨｂＡ１ｃが高値となるので、糖尿病の検査として便利な存在なのです。

ＨｂＡ１ｃは、タンパク質と糖が結合する「糖化反応系」の初期段階で作られます。さらに糖化反応が進むと、最終的に「終末糖化産物（ＡＧＥｓ）」というものが生成されます。ＨｂＡ１ｃは、まだ分解・代謝できる段階ですが、ＡＧＥｓの段階になると、分解代謝が困難となります。

体内で作られるAGEsが糖尿病合併症を引き起こす

ＡＧＥｓが注目されるようになったのは、さまざまな糖尿病合併症の元凶と考えられるようになったからです。そのプロセスは多様ですが、最もわかりやすいのは、ＡＧＥｓが血管の内壁にたまり、動脈硬化を引き起こす場合でしょう。

動脈硬化によって障害を受ける血管の部位によって、生じる糖尿病合併症は異なりますが、いずれも血管病といって過言ではありません。

血管壁のＡＧＥｓは消えない借金であり、**「高血糖の記憶」**と呼ばれています。

ＡＧＥｓによる合併症発症のリスクは、「血糖値×持続期間」で決まります。高血糖であればあるほど、そして高血糖である期間が長ければ長いほど、ＡＧＥｓの生成、蓄積量は多くなるからです。

したがって、長年糖尿病を患《わずら》っている患者は糖化が生じやすく、ＡＧＥｓの蓄積も、糖尿病でない人に比べて必然的に多くなります。

その結果、三大合併症といわれる、糖尿病網膜症、糖尿病神経障害、糖尿病腎症や、大血管合併症である心筋梗塞や脳梗塞にもなりやすいのです。

このように、コントロールの悪い糖尿病は、血管の老化が早く進む病気ともいわれてきました。

なお、食事由来の外部からのＡＧＥｓが、動脈硬化に影響するか否かについては、世界中で論争中です。

私自身は、「体内で産生されるＡＧＥｓは、動脈硬化の元凶であるが、食事由来の外部からのＡＧＥｓは、ほとんど動脈硬化への影響はない」と考えています。

その大きな歴史的な証拠として、「人類が火を使い始めてから、食べ物由来のＡＧＥｓは激増しているが、人類の寿命は延びている」ということがあります。

ちなみに、火の使用をはっきり伝える最も古い遺跡は、焼けた種（オリーブ、大麦、ぶどう）、木、火打ち石が発見された、75万年前のイスラエルのゲシャー・ベノット・ヤーコブ遺跡です。


血糖コントロールが良好であれば合併症は生じないのか？


日本糖尿病学会的には、ＨｂＡ１ｃが７％未満の、「血糖コントロール良好」の糖尿病は、合併症を生じないことになっていますが、「食後高血糖」と「血糖変動幅増大」のある「質の悪いＨｂＡ１ｃ」だと、合併症を起こす可能性があります。

現実に、日本では毎年新たに、糖尿病合併症として、
・「人工透析」が１万６０００人以上、
・「足の切断」が３０００人以上、

・「失明」が３０００人以上、

発症しています。日本糖尿病学会が推奨してきた「従来の糖尿病食（高糖質食）」では、合併症が予防できていない証拠だといえます。食後高血糖があれば、ＡＧＥｓの蓄積も増えます。

このように、従来の糖尿病食は、遺憾ながら「合併症製造食」といわざるをえません。何度も繰り返しますが、血糖値を直接上昇させるのは、「糖質、タンパク質、脂質」のうち、糖質だけなのです。

スーパー糖質制限食実践中の糖尿人は、正常人よりもＡＧＥｓ蓄積が少ない

スーパー糖質制限食なら、ＡＧＥｓの蓄積は最小限ですむので、合併症予防が可能です。スーパー糖質制限食実践中の糖尿人は、普通に糖質を食べている正常人よりも、ＡＧＥｓの蓄積は少ないのです。

52歳で糖尿病発症の私、江部康二は、現在まで、23年間、スーパー糖質制限食を実践しています。

本書の「はじめに」でお伝えしたとおり、
・歯はすべて残り、虫歯はありません。
・目は裸眼で『広辞苑』の小さな文字が読めます。
・聴力低下もないです。
・夜間の尿もありません。
・身長の縮みもありません。
目については、2025年1月21日、3年目の運転免許証更新時、視力が改善しており、検査官に「あなたは眼鏡は必要ないです」といわれ、運転免許証から「眼鏡等」という文言が削除されました。

これらは「糖化→老化」というパターンが最小限ですんでいるからこそ達成できたのだと思います。

果物はヘルシーか？

果物はヘルシーなイメージがあり、食べてもよい、もしくは積極的に食べるようにいわれることが多いのですが、はたしてそうでしょうか？

果物に含まれる糖質は、果糖・ブドウ糖・ショ糖などです。果物と果糖について、その安全性を検討してみます。

果糖（フルクトース）とブドウ糖（グルコース）は単糖類です。

ショ糖（砂糖の主成分）は、「ブドウ糖＋果糖」です。

ショ糖も、人体に吸収される時は、ブドウ糖と果糖に分解されて吸収されます。

なんとなく、果糖もブドウ糖も似たようなものと思いがちですが、じつは、化学的にも栄養学的にも、果糖（フルクトース）はブドウ糖（グルコース）と極めて異なる物質です。

ブドウ糖は、体内に吸収されたあとの代謝は、ほぼ解明されています。

一方、果糖は、生体内に入ってからの動態の詳細がほとんど判明していません。唯一、果糖がＡＧＥｓを極めて生じやすいことだけは確定しています。

帝京大学医学部の山内《やまのうち》俊一《としかず》教授は、

「血液中の糖は、エネルギーとして使われる一方、体のたんぱく質と結びついてＡ

GEs（終末糖化産物）を作り出し、毛細血管を傷つけるなど〝毒性〟を持つ。果糖は体内のたんぱく質と結びつく力が理論上、ブドウ糖の約100倍であることが分かってきた」

と述べておられます（＊1）。

また、『食と医療』では、山内教授は、「試験管内の実験では、果糖は体内のタンパク質と結びつく力が、ブドウ糖の数十倍に達する」とされています（＊2）。

（＊1）『日経ヘルス』（日経BP）2013年10月号
https://wol.nikkeibp.co.jp/article/column/20131023/164861/
（＊2）山内俊一「フルクトース（果糖）の代謝と影響」『食と医療』（講談社）2017 SUMMER – FALL Vol.2.

果糖はブドウ糖の約数十倍、AGEsを生じやすい

果糖が脂肪合成を誘導しやすい糖質であることは、以前から知られています。

ヒトにおいて、高果糖食が肝臓での脂肪合成を促進し、血中の中性脂肪濃度を上昇させ、インスリン抵抗性を生じることが報告されています。

果物中の果糖は、ＧＬＵＴ５（フルクトース輸送体）によって吸収されますが、果糖のＧＩ（Glycemic Index：食後血糖値の上昇を示す指標。食品に含まれる糖質の吸収度合いを示す）は20と低く、血糖値はほとんど上昇させません。

果糖は血糖にはほとんど変わらずに肝臓まで運ばれ、ブドウ糖代謝経路に入ります。

この時、果糖は、ブドウ糖より急速に代謝されるという特徴があります。果糖は、ブドウ糖よりも数十倍から１００倍、ＡＧＥｓを生成しやすいので、急速に代謝する必要があるのかと思われます。つまり、毒消しのようなものですね。

果糖は、肝臓での脂肪合成酵素群の発現を促進させる作用も持っており、急速に代謝されることと併せて、とても中性脂肪に変わりやすいのです。

このように、果糖は、中性脂肪をためやすく、肥満しやすい性質を持っていますし、ＡＧＥｓを生じやすいので、現代では果物は、ＮＧ食材といえます。

特に、品種改良により、糖度が高く、大きくなった果物には、ショ糖・ブドウ糖・果糖のすべてが多く含まれています。

したがって、血糖値を大きく上昇させ、ＡＧＥｓも多く生じるので、危険な食材です。

なお、果物の中でアボカドだけは、１００ｇ中に糖質がわずか０・９ｇなので、糖質制限食ではＯＫ食材です。

危険な「果糖ブドウ糖液糖」

また、主にトウモロコシが原料の高フルクトースコーンシロップは、砂糖よりもコストが安価なので、米国で大量に使用されるようになりました。

たとえば、コーラなど清涼飲料水の原材料の1つとして、「果糖ブドウ糖液糖」がよく使用されます。これは、デンプンを酵素でブドウ糖（グルコース）に分解し、さらにブドウ糖の一部を酵素によって果糖（フルクトース）に変えた、液状の糖です。

果糖ブドウ糖液糖での果糖の含有率は、50％以上90％未満です。

当然、高フルクトースコーンシロップも、ブドウ糖の１００倍くらいＡＧＥｓを生成しやすく危険な食材です。

果糖（フルクトース）のほうが多いと「果糖ブドウ糖液糖」、ブドウ糖のほうが多いと「ブドウ糖果糖液糖」です。

「果糖ブドウ糖液糖」は果糖が多いので、血糖値はやや上昇させにくいですが、AGEsを生じやすく、肥満しやすいという特徴があります。

「ブドウ糖果糖液糖」は、当然、血糖値を急速に上昇させやすいです。

いずれにせよ、「こんなもの要らない」食材です。

結論です。

①現代の果物は、血糖値を大きく上昇させるので、糖質制限食ではNG食材です。
②果糖は、血糖値はほとんど上げないのですが、ブドウ糖の数十倍から100倍、AGEsを生じやすく、さらに肥満の元凶なので、そもそもNG物質です。現代の果物は、その果糖を多く含んでいるので、危険な食材です。
③果物で唯一、アボカドは、糖質制限食ではOK食材です。

第7章　がんと糖質制限食

生活習慣病が関わるがんと感染症が関わるがん

次は、がんについて、考察してみます。

がんには、生活習慣病によるものと感染症によるものとの2つのタイプがあります。感染症によるものといっても、がんが直接うつったりはしません。たとえばC型肝炎ウイルスやB型肝炎ウイルスの感染で慢性肝炎に罹患《りかん》した場合、その一部で肝臓がんを発症することがあるということです。

（A）生活習慣病が関わるがん

世界がん研究基金が2007年に、

「腎臓がん、すい臓がん、食道がん、子宮体がん、大腸がん、乳がんの6つと、おそらく胆のうがんを加えた7つのがんには、肥満が関わっている」

と報告しています。

リスクを下げるには「適正体重の維持」が肝要であり、BMIを20〜25未満に保つことを推奨しています。

肥満は生活習慣に起因しているため、これら7つのがんは生活習慣病によるがんと呼ばれており、日本を含めた先進諸国で増加しているタイプです。

そして、生活習慣病によるがんについて、元凶ではないかと疑われているのが、高血糖であり、高インスリン血症なのです。高インスリン血症も高血糖も、肥満になると起こりやすくなりますが、この2つに発がんリスクがあることが明らかになっています。

生活習慣病が関わるがんについては、**「スーパー糖質制限食」**が予防効果のある可能性が非常に高いと考えられます。

なぜならば、肥満、高インスリン血症、高血糖、そしてこれら生活習慣病によるがんにつながると疑われている要因のすべてについて、スーパー糖質制限食で防ぐことができるからです。

肥満、高インスリン血症、高血糖は、いずれも糖質過剰な食生活で起こります。

生活習慣病型のがんに関しては、スーパー糖質制限食の、

①高インスリン血症がない（高インスリン血症は発がんリスクでエビデンスあり）
②食後高血糖がない（食後高血糖も発がんリスクでエビデンスあり）
③肥満がない（肥満も発がんリスクでエビデンスあり）
④ＨＤＬコレステロールが増加する（ＨＤＬコレステロールにはがん予防効果あり）

という４つの利点により、予防できる可能性があります。

（B）感染症が関わるがん

感染症によるがんには、胃がん、肝がん、子宮頸《けい》がんなどがあります。これらは、感染症が引き金になって起こるタイプのがんです。がんの約3割が感染症型のがんです。

がん細胞は、正常な細胞が増殖する時に、遺伝子、つまりＤＮＡの複製に失敗して生まれてしまいます。

細菌やウイルスに感染すると、炎症を起こし細胞が頻繁に壊れます。それを修復するには細胞が増殖しなければなりませんが、この時にＤＮＡの複製にエラーが起こり、それが蓄積されると、がん細胞が発生します。

つまり、細菌やウイルス感染により慢性炎症が起こって、それが持続し、細胞障害と再生を繰り返す機会が増えて、細胞内の遺伝子異常が蓄積されて発症するのが、感染症型のがんなのです。

持続炎症により細胞が頻繁に壊れると、細胞はそれだけ多くの増殖をしなければなりません。ＤＮＡの複製を頻繁に繰り返すため、エラーが起こりやすくなり、がん細胞の発生リスクが増すわけです。

胃がんは、ヘリコバクター・ピロリという特殊な細菌の持続感染、肝臓がんは、B型肝炎ウイルスやC型肝炎ウイルスの持続感染、子宮頸がんの場合は、ヒトパピローマウイルスの持続感染が主な原因で、がん化を起こします。

ほかにも、EBウイルスによる上咽頭《じょういんとう》がん、ヒトヘルペスウイルス8型によるカポジ肉腫《にくしゅ》、ヒトT細胞白血病ウイルス1型による成人T細胞白血病、肝吸虫《かんきゅうちゅう》による胆管細胞がん、ビルハルツ住血吸虫《じゅうけつきゅうちゅう》による膀胱《ぼうこう》がんなどがあります。

感染症型のがんに関しては、スーパー糖質制限食でも予防は困難と考えられます。なぜなら、細菌やウイルスの持続感染を食事療法で取り除くことはできないからです。

かつて、伝統的な食生活（スーパー糖質制限食）の頃のイヌイットも、外部から新たに持ち込まれたEBウイルスのために、鼻咽頭《びいんとう》と唾液腺《だえきせん》のがんが多く発生した歴史があります。EBウイルスの持続感染で、特に鼻咽頭と唾液腺のがんになったのは、イヌイットの民族としての特異性とされています。

アフリカでは、同じEBウイルス感染で、バーキットリンパ腫発症が多いのです。

ＨｂＡ１ｃとがんの関係――高血糖のリスク

ここからは、血糖値や高インスリンと、がんのリスクとの関係を見ていきます。

２０２２年の日本人の死因の順位は、前年と同様、

第１位　悪性新生物（腫瘍《しゅよう》）

第２位　心疾患（高血圧性を除く）

第３位　老衰

第４位　脳血管疾患

第５位　肺炎

でした。死因の第１位はがん（悪性新生物）です。

また、２０２０年に新たに診断されたがんは94万５０５５例（男性53万４８１４例、女性41万２２３８例）です。２０２３年にがんで死亡した人は、38万２５０４人（男性22万１３６０人、女性16万１１４４人）でした。

２００９年から２０１１年の間にがんと診断された人の5年相対生存率は、男女合わ

せて64・1％（男性62・0％、女性66・9％）、日本人が一生のうちにがんと診断される確率は（2020年データに基づく）、男性で62・1％、女性で48・9％で、ほぼ2人に1人ががんになると考えてよいかと思います。

また、日本人ががんで死亡する確率は（2023年のデータに基づく）、男性24・7％（4人に1人）、女性17・2％（6人に1人）。

がんが死因に占める割合は、年齢とともに高くなっていきますが、男性では65～69歳がピークで、この年代では、がん死亡は死因全体の半分弱を占めます。

女性では55～59歳がピークで、死亡の6割近くが、がんによるものです。

さて、国立がん研究センターの予防研究グループの多目的コホート研究（JPHC研究）から、興味深い報告が論文化されました（＊1）。

これまでのコホート研究によって、糖尿病患者では、大腸がん、すい臓がん、肝臓がん、子宮内膜がんなどのがん罹患リスクが1・5～4倍高く、全がんも約1・2倍高いと報告されています。

今回の報告では、非糖尿病領域の高ＨｂＡ１ｃ値でも、全がんリスクが高いことが判明したのです。

こうなると、軽度の高血糖でもがんリスクが高まるので、注意が必要になります。

しかしスーパー糖質制限食なら、糖尿病はもちろんのこと、非糖尿病領域の軽度の高血糖もたちどころに改善させますので、全がんリスクは確実に低下すると考えられます。

ＨｂＡ１ｃの数値と、そこから推定される血糖値は以下のようになります。

ＨｂＡ１ｃ：
５・０％未満　推定平均血糖値：96・８㎎／dl未満
５・０〜５・４％　推定平均血糖値：96・８〜１０８・２８㎎／dl
５・５〜５・９％　推定平均血糖値：１１１・１５〜１２２・６３㎎／dl
６・０〜６・４％　推定平均血糖値：１２５・５〜１３６・９８㎎／dl
６・５％以上　推定平均血糖値：１３９・８５㎎／dl以上

資料5　HbA1c値と全がんリスクとの関係

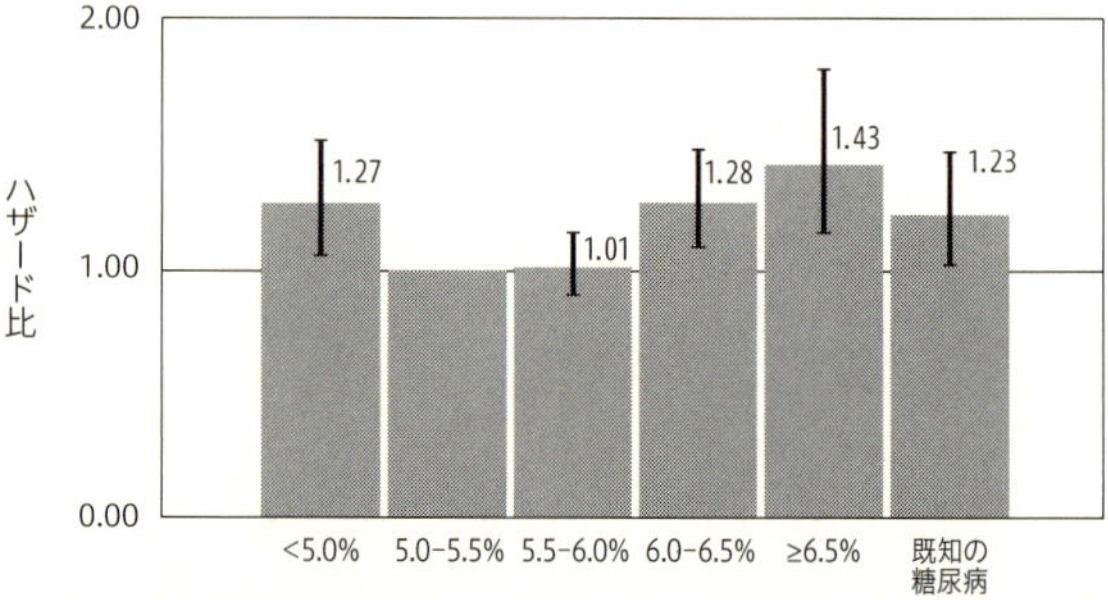

出所：「ヘモグロビンA1c（HbA1c）とがん罹患との関連について　―多目的コホート研究（JPHC研究）からの成果報告―」　https://epi.ncc.go.jp/jphc/outcome/3753.html

　この報告では、HbA1cが5・0～5・4％を基準とすると、5・0％未満、5・5～5・9％、6・0～6・4％、6・5％以上、および既知の糖尿病の5群のがんリスクは、それぞれ1・27（1・06～1・52）、1・01（0・90～1・14）、1・28（1・09～1・49）、1・43（1・14～1・80）、1・23（1・02～1・47）であり、非糖尿病域および糖尿病域の高HbA1c値の群で、全がんリスクが上昇していました（資料5）。

　HbA1cは、過去1～2カ月間の血糖値を反映する血液検査値であり、この研究結果は、慢性的な高血糖が、全がんリスクと関連することを示唆しています。

高血糖は、ミトコンドリア代謝などを介して酸化ストレスを亢進させることで、ＤＮＡを損傷し、発がんにつながる可能性が想定されています。

また、がん細胞の増殖には、大量の糖を必要とするため、慢性的な高血糖状態は、がん細胞の増殖を助長する可能性も考えられます。

ところで、ＨｂＡ１ｃが５％未満でも、がんのリスクが上昇していますが、これは、肝硬変などがあると、見かけ上、ＨｂＡ１ｃが低下することが多いことが関係している可能性があります。低ＨｂＡ１ｃ値群には、臨床的には診断されていない肝臓がんやすい臓がんを有する人が含まれていて、追跡期間中に、がんと診断された可能性がありま す（次頁・資料６）。

肝臓がんを除外すると、ＨｂＡ１ｃ値は直線的に全がんリスク上昇と関連していました（133頁・資料７）。

糖尿病はもちろんのことですが、正常範囲内の軽度の高血糖でも、油断は禁物ということで、ますます「スーパー糖質制限食」の役割はとても大きくなります。

資料6　HbA1c値と大腸がん、肝臓がん、すい臓がんリスクとの関係

【大腸がん】

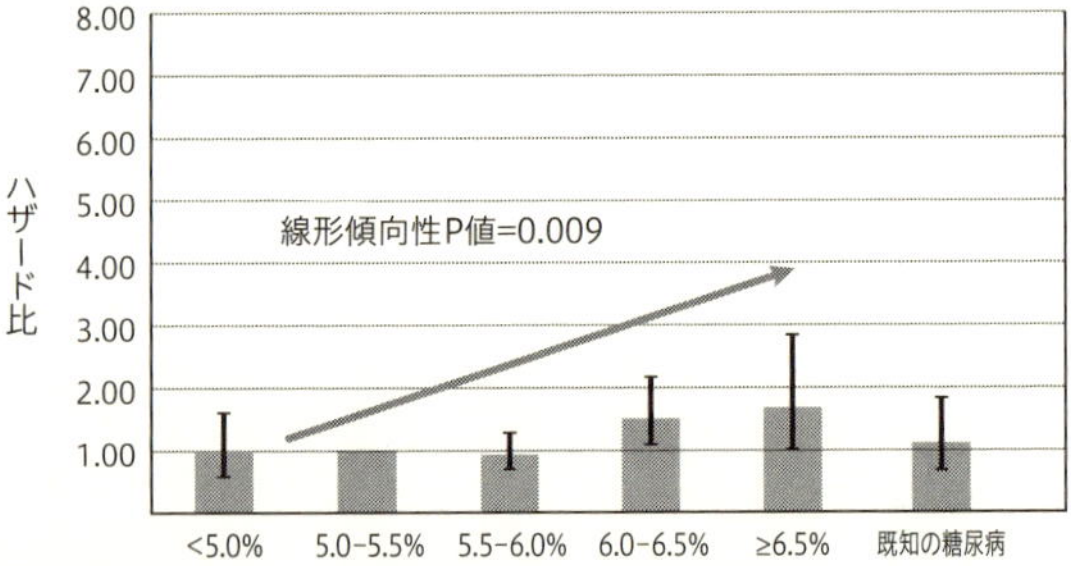

【肝臓がん】

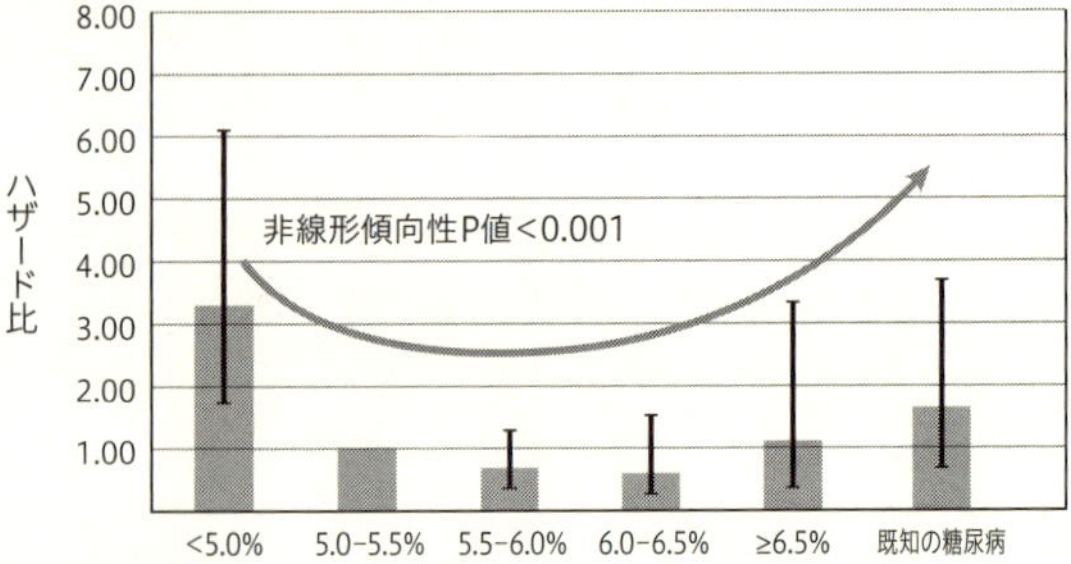

【すい臓がん】

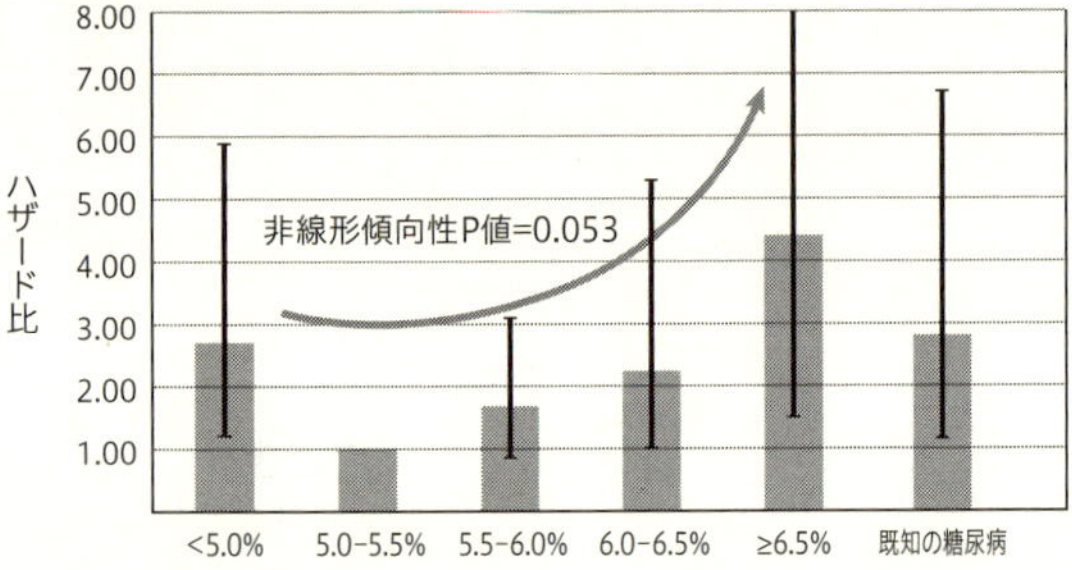

出所：「ヘモグロビンA1c（HbA1c）とがん罹患との関連について　―多目的コホート研究（ＪＰＨＣ研究）からの成果報告―」　https://epi.ncc.go.jp/jphc/outcome/3753.html

資料7　HbA1c値と全がん（肝臓がんを除く）リスクとの関係

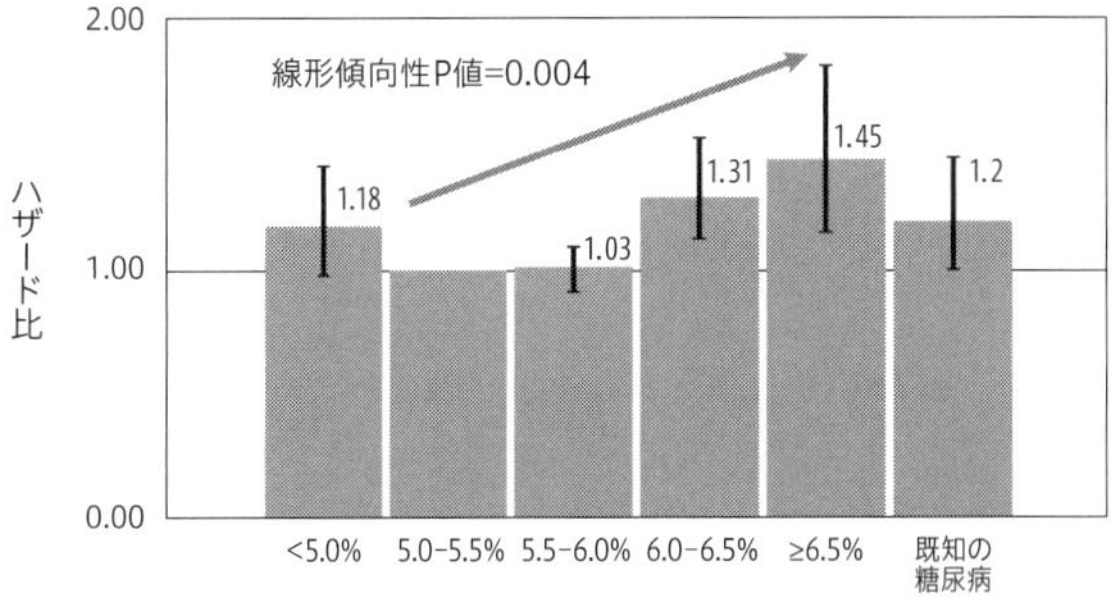

出所：「ヘモグロビンA1c（HbA1c）とがん罹患との関連について　―多目的コホート研究（ＪＰＨＣ研究）からの成果報告―」　https://epi.ncc.go.jp/jphc/outcome/3753.html

この報告については、国立がん研究センターのサイトで詳しい説明がありますので、ぜひ読んでみていただけたらと思います（＊1）。

ほかにも、血糖値上昇と発がんリスクに関しては、国際糖尿病連合（ＩＤＦ）が「食後血糖値の管理に関するガイドライン」（２０１１年改訂）において、食後血糖値は１時間か２時間で測定すべきであり、ピークで１６０㎎／dlを超える食後血糖値は、がんのリスクとなるとしています。

また、韓国の研究で、空腹時血糖値１４０㎎／dl以上で、男女とも悪性腫瘍の死亡リスクが有意に上昇するという報告（２００５年）もあります（＊２）。

（＊１）「ヘモグロビンA1c（HbA1c）とがん罹患との関連について　―多目的コホート研究（ＪＰＨＣ研究）からの成果報告―」https://epi.ncc.go.jp/jphc/outcome/3753.html

（＊２）JAMA. 2005;293(2):194-202.

高インスリンと発がんリスクの関係

次に、高インスリン血症と発がんリスクのお話です。

インスリンは、分泌されていないと生命の危険があることは、すでにお話ししました。第９章で詳しく述べますが、１９２１年にカナダの整形外科医フレデリック・バンティングと医学生チャールズ・ベストが、インスリンの抽出《ちゅうしゅつ》に初めて成功しました。

そして１９２２年に、当時14歳の１型糖尿病患者、レナード・トンプソン少年に初めてインスリンを注射し、血糖コントロールに成功しました。

１型糖尿病は、インスリンの登場までは、診断後平均余命６カ月の致命的な病気でしたが、インスリンにより生命を保つことが可能となったのです。

その後、インスリンを注射しておけば、糖質を摂取しても血糖値が上昇しないことが、徐々に周知されるようになりました。

その結果、正常人なみに糖質を摂っても、インスリンさえ打っておけばいいという流れとなっていき、米国における糖尿人の糖質摂取量は徐々に増えていきました。

しかし、近年、インスリンの弊害がいろいろ周知されるようになりました。

たとえば、高インスリン血症が発がんのリスクになることも明らかとなりました。

日本の論文と米国の論文を紹介します。

《大腸がんリスク》

「Cペプタイド値が高い男性（高インスリン血症の男性）は、低い男性に比べ最大で3倍程度、大腸がんになりやすい」という疫学調査が、厚生労働省研究班により、2007年に発表され、論文として掲載されました（＊1）。第4章でもご紹介した論文です。

これは日本の論文ですが、男性では高インスリン血症の発がんリスクが明白となりました。男性では、Cペプタイドの値の最も高いグループの大腸がんリスクは、最も低いグループの3・2倍で、値の高いグループほど、リスクがだんだん高くなる関連が見られました。

女性では、関連が見られませんでした。

《乳がんリスク》

2009年に『International Journal of Cancer』に掲載された米国の論文があります。

米国国立衛生研究所による、一般閉経女性を対象としたホルモン補充療法の大規模前向き臨床試験（WHI）から抽出した女性のうち、血糖値・インスリン値が基準値内の5450人を、平均8年間経過を見たところ、190人が乳がんを発症しました（＊2）。

これによれば、閉経後の女性において、空腹時高インスリン血症は乳がんのリスクとなりましたが、高血糖は関連がなかったという結論です。

空腹時高インスリン血症ということは、米国の女性ですから、肥満によるインスリン抵抗性（すい臓からインスリンが血中に分泌されているにもかかわらず、インスリンに対する感受性が低下し、その作用が鈍《にぶ》くなり、インスリンが効きにくくなっている状態）がおおいに関連していると思います。インスリン抵抗性による高インスリン血症の米国女性に、乳がんリスクがあるということです。

空腹時高インスリン血症の日本女性は、それほどいないと思います。しかし日本女性でも、「肥満・インスリン抵抗性・高インスリン血症」のある人は、乳がんに要注意です。

高インスリン血症による発がんの機序（仕組み）には、インスリンが各種組織の成長因子であることが関わっているとされています。

動物実験では、高インスリン血症が、各種がん細胞の形成や増殖に関与するとの報告があります。

また、これは第4章でもお伝えしましたが、インスリン注射をしている糖尿人は、メトホルミン（商品名：メトグルコなど）で治療している糖尿人に比べて、がんのリスクが1・9倍というカナダの研究もありました（＊3）。

ともあれ、高インスリン血症は、男性の大腸がん、女性の乳がんのリスクとなることは間違いないようです。

糖質を摂取すれば、食後血糖値は上昇し、高インスリン血症となります。つまり、糖質制限食なら、高インスリン血症を防ぐことができます。

（＊1） Int J Cancer. 2007 May 1;120(9):2007-12.
（＊2） Int J Cancer. 2009 Dec 1;125(11):2704-10.
（＊3） Diabetes Care February 2006 vol. 29 no.2 254-258.

糖質制限食でがん予防？――早期診断時にはすでに10年以上が経過

糖質制限食を始めることで、がんは予防が可能なのでしょうか。

がん細胞は人の身体の中で毎日、数百から数千個も発生していますが、通常は免疫細胞が排除してくれているので、がんを発症しません。

正常細胞ががん細胞に変わり、身体の免疫細胞が排除に失敗すると、がん細胞は徐々に成長を始めます。

じつは、１個のがん細胞が発生してから、画像診断的に発見可能な大きさになるまでには、かなり長い年月がかかります。

細胞分裂により１個が２個になり、２個が４個、４個が８個、そして16個、32個、64個と倍々で増加していきます。30回分裂を繰り返すと、約10億個に増え、重さは約１グラム、直径１㎝程度になります。細胞１個が０・０１㎜で、１㎝になるのに10〜20年かかります。

個体差やがんの種類によっても発育速度は異なりますが、がん細胞が生まれてから活発に成長するようになるまでには、長い期間がかかるのです。

しかし、がん細胞は成長するにしたがって、発育速度が速くなるとされています。

２倍の大きさになるには、たとえば早期胃がんでは数年（２〜６年）、進行がんでは数カ月、転移した胃がんでは数週間とされています。

従来のがん検診では、腫瘍の大きさが１㎝程度にならないと発見できませんでしたが、ＰＥＴ検査では、早期の５㎜程度の大きさでの発見が可能です。

しかしながら、5㎜や1㎝で早期発見したがんということでも、がん細胞が発生してから、すでに約10～20年が経過していることとなります。

つまり早期発見ということでも、すでに転移しているか否かは、運次第なのです。

「食後高血糖」「血糖変動幅増大」「糖質摂取による過剰インスリン分泌」が、酸化ストレスとなり、がん発症リスクとなりますが、これらは「スーパー糖質制限食」で予防できます。

したがって、「スーパー糖質制限食」実践で、理論的には「生活習慣病によるがん」の発症予防が期待できます。

一方、すでに発症しているがんに対しては、スーパー糖質制限食でも、縮小させることは困難です。「ケトン食」(243頁参照) レベルの厳しい食事療法が必要となりますが、それでも食事療法単独で、がんを根治させるのは難しいと思います。

対策としては、がん細胞が発生する前に、間に合ううちに、できるだけ早く「スーパー糖質制限食」を開始して、予防を期待するということになるでしょうか。

糖尿人はがんになりやすいことは、よく知られていますが、先にも紹介したとおり、国立がん研究センターの研究によると、糖尿病ではない人においても、ＨｂＡ１ｃが高値であるほど、右肩上がりで、がんのリスクが増えることがわかっています。

糖尿人も正常人も、スーパー糖質制限食でがん予防が望ましいです。

私は２００２年から、スーパー糖質制限食を実践しています。２０２５年１月現在で、23年間実践中です。２００２年以降は、いわゆる「生活習慣病型のがん」の発生は、かなり予防できている可能性が高いです。

一方で、２００１年より前に、すでに原初のがん細胞が発生していたとしたら、予防はできていないこととなります。まあ、足かけ24年が経過しているので、まず大丈夫だと思っています。

本項に関しては「ＰＥＴ検査ネット」（＊1）を参考にしました。


（＊1）　https://www.pet-net.jp/treat/gan

第8章　日本列島でヒトは2万2000年間、肉食だった

日本列島にヒトが暮らし始めた頃

この章では、日本列島での暮らしを過去にさかのぼってみます。

日本列島にヒトが住み始めたのは、諸説ありますが、現時点では約3万8000年前の「旧石器時代」からとされています。

当時の日本列島は「ウルム氷期」と呼ばれる時代で、大部分に亜寒帯性の針葉樹林が広がっていて、とても寒い時代でした。

ところで、近年、地球温暖化の話題などが、いろいろマスコミなどを賑《にぎ》わしています

が、じつは現代も「氷河時代」であることを、皆さん、ご存じでしょうか？

大陸上に氷河が存在する時代を「氷河時代」といいます。すなわち、グリーンランドと南極に氷床《ひょうしょう》（総面積５万km²以上の氷河の塊《かたまり》）がある現代は、氷河時代なのです。

氷床とは、氷河よりずっと大規模なものになります。

地球が誕生してから、「氷河時代」と「氷河がない暖かい時代」を数回繰り返してきました。氷河時代の中でも「氷期」と「間氷期《かんぴょうき》」があり、数万年の期間で、大陸上の氷河が増えたり減ったりしてきました。

最後の氷期（ウルム氷期）は、約７万年前に始まり、約１万年前に終わりました。その後、現在は間氷期にあり、比較的温暖な時代と考えられています。

地球上の水は、固体（氷）、液体（水）、気体（水蒸気）の３つに形を変えながら、陸、海、空を循環しています。

氷期には、間氷期と比べて、１年の平均気温が５〜10℃ほど下がります。

寒冷になると、蒸発した海水の一部は、雪となって積もって、やがて氷河や氷床となっていきます。

こうして固体の氷が大量に陸上にとり残されていくと、海水の源である液体の水が、海に流れ込む量が減少します。つまり、氷期には、今より約130mほど海面の水位が低かったため、対馬海峡、関門海峡、宗谷海峡、間宮海峡の4海峡は陸続きとなり、朝鮮半島やロシアとの間を、歩いて行き来できたわけです。

しかし、津軽海峡だけは、水深が深いので、一貫して北海道と本州が陸続きになることはありませんでした。これにより、マンモスは北海道まではたどり着きましたが、本州には渡れなかったのです。

このように、氷期には日本海がほぼ内海になり、外海とは隔絶《かくぜつ》した時期が一定期間あったと思われます。

旧石器時代はスーパー糖質制限食

さて、ヒトが日本列島に住み始めた3万8000年前は、先ほども述べたように、最後の氷期である「ウルム氷期」の最中でした。

亜寒帯性の針葉樹林が広がり、植物性の食品は乏《とぼ》しく、漁労も未発達だったため、大型哺乳類《ほにゅうるい》を主とした狩猟に依存した生活でした。ナウマン象、ヘラジカ、オオツノジカ、ニホンジカ、イノシシ、ウサギ……などを狩りをして捕らえ、肉食が主でした。

植物性食品は、自然薯と松の実とコケモモくらいしかありませんでした。日本列島のヒトは、旧石器時代の約２万２０００年間（約３万８０００年前〜約１万６０００年前）は、肉食中心で、糖質はほとんど摂取していなかったでしょう。糖質摂取比率は10％以下だと思われます。

これは論争の余地のない歴史的事実であり、日本列島でヒトは、その全歴史の６割近くは、肉ばかり食べて暮らしてきたのです。

「スーパー糖質制限食」は、約２万２０００年間続いた旧石器時代の食生活と同様のＰＦＣ（Protein〔タンパク質〕、Fat〔脂質〕、Carbohydrate〔炭水化物〕）の摂取比率です。

以前、スーパー糖質制限食を「縄文食」と呼んでいたことがありますが、冷静に考えると「旧石器時代食」です。

スーパー糖質制限食を「極端な食事」と批判する人がいますが、「日本列島でのヒトの歴史上、一番長期であった旧石器時代の食事と同等の「PFC比率」がスーパー糖質制限食なのです。

さて旧石器時代のあとは、縄文時代→弥生時代→古墳時代と続き、現代に至るのですが、近年の研究で、現代の日本人のゲノムにおいて、縄文時代以前のものは10％程度とされています。

どういうことかというと、古墳時代に大勢の渡来人が日本にやってきて、土着の日本人と混血していったので、現在の日本人のゲノムは渡来人のゲノムを多く持っているのです。私としては、旧石器時代人がそのまま連続的に現代人になっていったと単純に思っていたのですが、そうではなかったのです。

この本の題名は、『日本人は2万2000年間、肉食だった』にしようと考えたりしたこともあったのですが、そうはいかなくなりました（笑）。

虫歯率ゼロから虫歯率16％へ――旧石器、縄文、弥生時代の食物

さて、日本の旧石器時代（約3万8000年前〜約1万6000年前）は、氷期であ

り、日本と大陸は陸続きの期間が多かったと書きました。

この頃のご先祖さまは、ナウマン象、オオツノジカなどの大型動物を狩猟するのが主たる生業《なりわい》であり、糖質はほとんど摂取していないので、**虫歯率はゼロ**でした（藤田尚編『古病理学事典』同成社）。

北海道では、マンモスも食べていました。

ウルム氷期後期になり、徐々に気候が暖かくなると、海位は徐々に上昇して、津軽海峡のほかに対馬、関門、宗谷、間宮の各海峡が出現してきて、日本列島は大陸と陸続きではなくなります。

そうなるとナウマン象、マンモスは大陸から渡ってこられなくなります。

その頃から縄文時代が始まります。縄文時代は約1万6000年前～約2500年前まで続き、狩猟・採集・漁労の3つがほぼ均等に営まれていました。

ドングリやクリなどの糖質摂取のため、**虫歯率は約8%**と増加です。

その後、弥生時代が約2500年前（紀元前500年頃）から紀元後3世紀中頃まで続きます。弥生時代は、卑弥呼《ひみこ》・邪馬台国《やまたいこく》時代まで約800年間続いたこととなります。稲作で米を食べるようになり、**虫歯率は約16～19%**とさらに増加しました。

その後、古墳時代が、3世紀後半から始まります。古墳時代のあとは、ご存じのとおり、飛鳥時代、奈良時代、平安時代、鎌倉時代、南北朝時代、室町時代、安土桃山時代、江戸時代、明治時代、大正時代、昭和時代、平成時代をへて、令和の現代にいたります。

日本列島でヒトは、2万2000年間の肉食時代をへて、このわずか2500年間が米食時代にすぎません。

縄文時代――多彩な食卓

縄文時代の食について、少し詳しく見てみましょう。約1万6000年前から始まる縄文時代には、先ほども述べましたように、狩猟・採集・漁労の3本柱が生業でした。

狩猟：ニホンジカ、イノシシ、ウサギ
採集：クリ、クルミ、ドングリ、トチの実
漁労：魚介類

このようなものを食べていました。

文献などを見てみると、「縄文クッキー」（ドングリなどの堅果類《けんかるい》の粉をこね合わせて焼いたもの）として知られているような未精製植物のデンプンを中心に、糖質を50〜60%ほど摂取していた地域もあったようですが、北海道の漁村のように、魚介類が中心で、糖質の摂取が少ない地域もありました。

縄文時代の日本の食生活は、地域によってさまざまであり、画一的に論じることはできないようです。

日暮晃一「縄文時代の食生活」『食品経済研究　第19号』（1991年3月）（＊1）によると、「縄文人骨が示す食物摂取」という項目で、①北海道、②本州の海岸集落遺跡、

③本州の内陸遺跡、では、タンパク質の供給源が大きく異なっているとしており、
①・北海道は海棲獣類《かいせいじゅうるい》、魚など海産資源がタンパク質摂取量の約90％を占めている
②・（本州の海岸集落にあたる）古作貝塚人《こさくかいづかじん》（縄文後期）は、植物、陸獣《りくじゅう》、海洋資源が組み合わさったバラエティーのある食卓であったことがうかがえる
③・本州内陸の北村人《きたむらじん》は、植物質食料が85・1％とその大半を占めている
・北村人は極端な植物食であり、陸獣のウエイトが6・5％でしかない
と書かれています。つまり、①北海道、②本州の海岸集落遺跡、③本州の内陸遺跡、の3つの地域で、まったく異なる食生活を営んでいたようです。縄文時代の日本の食生活は、多様性に富んでいたと考えられます。

古作貝塚は、千葉県船橋市にあります。

貝類（アワビ、ダンベイキサゴ、ウミニナ、タカラガイ、ハイガイ、サルボウ、アカ

ガイ）や、イカ、ボラ、スズキ、クロダイ、マダイ、ヘダイ、クジラなどが出土しています。シカやイノシシの骨も発見されています。日暮氏が指摘しているように、植物、陸獣、海洋資源が組み合わさった、多様な食卓であったようです。

さらに、富山市北代《きただい》縄文広場のウェブサイトを見ると、「クリ、クルミ、トチノミ、ドングリなどの木の実は、今のお米にあたるような主食だったと考えられます」とあるので、山がある地域では、木の実が主食であったのでしょう（＊2）。

縄文時代は、約1万3500年続きました。

（＊1） https://hp.brs.nihon-u.ac.jp/~imozuru/img/file4561.pdf

（＊2） https://www.city.toyama.toyama.jp/etc/maibun/kitadai/j_kouza/kouza-06.htm

弥生時代の食事

約2500年前からが弥生時代で、農耕が始まり、穀物（米、粟《あわ》、きび、ひえなど）が主食となりました。穀物は水を加えて炊いていました。

中国三国時代の歴史書である『魏志倭人伝《ぎしわじんでん》』には、当時の倭人（弥生時代の日本人）の食生活について、以下のように記してあります。

○倭の地は暖かく、冬も夏も生野菜を食べる
○飲食には高坏《たかつき》を用い、手づかみで食べる
○人々は生来、酒が好きである

高坏とは、食べ物などを盛るための脚のついた器のことです。

狩猟・採集から農耕に移行して、ヒトは不健康になった

狩猟・採集民は、農耕民より健康長寿だったといえます。
資料8は、『寿命図鑑』（いろは出版）に記載されている、日本人の各時代の平均寿命をまとめたものです。子ども向けの教科書などにも、おおむね同様の数字が載《の》っています。基本的には、昔になるほど短命です。つまり、狩猟・採集時代より、農耕時代のほ

資料8　日本人の各時代の平均寿命

〈日本人の寿命〉		
旧石器時代	：	15歳
縄文時代	：	15歳
弥生時代	：	18～28歳
古墳時代	：	10～20代
飛鳥・奈良時代	：	28～33歳
平安時代	：	30歳
鎌倉時代	：	24歳
室町時代	：	15歳
安土桃山時代	：	30代
江戸時代	：	32～44歳
明治時代	：	44歳
大正時代	：	43歳
昭和時代〈戦時中〉	：	昭和20年は31歳
〈戦後〉	：	昭和22年にはじめて50代超え 昭和46年以降、70代に
平成時代	：	83歳

出所：『寿命図鑑　生き物から宇宙まで万物の寿命をあつめた図鑑』（絵・やまぐちかおり、編著・いろは出版、2016年）の記述をもとに作成

うが、平均寿命は長いのです。

しかし、平均寿命には「食糧事情」「周産期死亡」「乳幼児死亡」「飲料水と感染」「環境」などが大きく関わってくるので、単純な比較には意味がありません。

そこで、ここでは日本列島からアメリカ大陸に飛んで、「狩猟・採集民は農耕民より長命」で健康だったという古栄養学の研究を紹介します。

古代人の食生活を復元し、その食生活が当時の人間集団の存続にどんな役割を果たしていたかを知ろうとする学問を「パレオ・ニュートリション（古栄養学）」といいます。井川史子《いかわふみこ》氏（カナダ・マギル大学名誉教授／人類学）の論文「骨で見分ける古代人の生活ぶり」（『科学朝日　41巻12号』〔1981年〕）の要旨をご紹介します（本文はけっこう長文ですが、キズ・ヤケドの湿潤《しつじゅん》治療で著名な夏井睦《まこと》医師のウェブサイトに掲載されていますので、興味ある方はぜひ読んでみてください（＊1））。

この論文では、狩猟・漁労・採集で生きていた人たちと、農耕で生きていた人たちの骨を比較しています。

Ⓐケンタッキー州、インディアン・ノール貝塚出土の285体の人骨
紀元前3400年から同2000年頃
狩猟、漁労、植物採取をしていた人々の残した貝塚で出土

Ⓑケンタッキー州、ハーディン・ビレッジ遺構出土の296体の人骨
西暦1500年から1675年頃
トウモロコシ、豆類、カボチャ類を栽培した人々が住んだ村落で出土

比較研究の条件として、

①相当数の人骨資料があること
②人種的条件が同じであること
③環境的条件が同じであること
④ヨーロッパ伝来の疾病が新しい要因として入っていないこと

が、前提となっています。

すなわち、ハーディン・ビレッジの居住期間中、ヨーロッパ人の侵入は、この地域に関する限りは、なしという前提です。

米国の、同じケンタッキー州で出土した、上記の①②③④の条件をすべて満たす、Ⓐ とⒷの人骨が比較されています。

狩猟・漁労・採集が生業の人骨２８５体と、トウモロコシ・豆類・カボチャ栽培が生業の人骨２９６体を比較したところ、前者の狩猟・採集民のほうが、後者の農耕民より長命であったことが判明しました。男女ともに、インディアン・ノールの狩猟・採集民のほうが長命だったのです。

死亡年齢で特に対照的なのは、４歳未満の小児死亡率の分布でした。

Ⓐのインディアン・ノールでは、死亡（人骨）の70％が、新生児と12カ月未満の乳児でしたが、狩猟・採集民は、新生児の間引きをする習慣があるので、その影響があると考えられます。

一方、Ⓑのハーディン・ビレッジでは、その逆で、１〜３歳の幼児が60％に達しました。すなわち、農耕民のほうは、離乳期に入ってからが危機だったことが明らかです。ハーディン・ビレッジの農耕民は、トウモロコシ粉を水溶《みずと》きしたようなものを離乳食に用いたと考えられます。それが、生涯を通じての栄養的欠陥の始まりになったと思われます。

現代でも、アフリカや中央アメリカの農耕社会では、離乳食として柔らかいデンプン質の食事が与えられると、下痢が始まり、各種の細菌侵入による疾患が起こり、タンパク質欠乏症を示すことが多いとされています。

ハーディン・ビレッジの農耕民でも、同様のパターンが生じて、短命につながった可能性があります。

また、40〜49歳での死亡率は、Ⓐのインディアン・ノールの狩猟・採集民では、12％くらいでしたが、Ⓑのハーディン・ビレッジでは、５％しかなく、さらに、50歳以上になると、前者は５％くらいなのに対して、後者は１・２５％くらいしかありませんでした。

すなわち、トウモロコシが主食の農耕民は、1～3歳の幼児が大量に死亡するだけでなく、40歳以上長生きした人も、狩猟・採集民に比べて、極端に少なかったのです。

近年まで狩猟・採集に頼る生活をしていた、アフリカのブッシュマンや、オーストラリア原住民のアボリジニについても研究が進み、彼らの生活は、農耕民に比べて、労働時間は短く、栄養上のバランスもよく、健康状態もすぐれているらしいことが明らかになりました。

ただ、狩猟・採集生活の欠陥は、一定面積内での居住可能な人口が制限されることです。

農耕が始まって、土地に定着する生活が始まると、人口密度が上昇していきます。増えた人口のエネルギー源として、最も確実に手に入り、定期的に収穫できて、保存もできる穀物（小麦、米、トウモロコシなど）に依存するようになったのは、必然的なことといえます。

しかしながら、穀物には、糖質はタップリ含まれていますが、タンパク質や脂質が不足しています。

必須アミノ酸や必須脂肪酸が不足することで、免疫力が低下します。そうなると、病気に対する抵抗力も低下して、感染する機会も増えて、狩猟・採集時代より不健康になっていったと考えられます。

人体の構成成分は、次のような割合です。

水分：　60～70％
タンパク質：　15～20％
脂肪：　13～20％
ミネラル：　５～６％
糖質：　１％未満

人体の構成成分として、タンパク質と脂質はとても重要ですが、糖質はなんと1％以下です。

また、ヒトにとって、「必須アミノ酸」と「必須脂肪酸」は存在しますが、「必須糖質」はないのです。摂取糖質がゼロでも、肝臓や腎臓で、アミノ酸やグリセロールや乳酸からブドウ糖を産生するので、大丈夫なのです。

（＊1） http://www.wound-treatment.jp/dr/glucide_data/kagaku-asahi_1981.htm

第9章　糖尿病の食事療法のあゆみ

（1）米国の糖尿病食事療法の歴史

インスリン発見前――なんと「スーパー糖質制限食」が主流だった

この章では、糖尿病の治療法の歴史を振り返ってみます。まず初めに、1900年代初期からの、米国の糖尿病食事療法の歴史について考察してみます。

1900年代初期までは、米国では、糖尿病治療食としては、糖質制限食が主流でした。それも、ほぼ「スーパー糖質制限食」です。

おそらくヨーロッパでも同様だったと思われます。この頃すでに、食後血糖値を上昇させるのは、三大栄養素の中で主に糖質であるということが、認識されていたからです。

たとえば、糖尿病学の父と呼ばれるエリオット・ジョスリン医師が執筆した『ジョスリン糖尿病学』の初版は1916年に出版されていますが、炭水化物は総摂取カロリーの「20%」が標準と記載してあります。

当時は、血糖値の測定はまだあまり一般的ではなかったので、もっぱら尿糖を検査していました。尿糖が出ない食事療法が、糖尿病治療においてすぐれているとされ、それこそが「糖質制限食」でした。個人差はありますが、尿に糖が出始めるのは、血糖値が170～180mg／dlを超えた時ですので、当時としてはなかなかよい指標でした。

この頃、1型糖尿病は、診断後、平均余命6カ月の、致命的な病気でした。

その1型糖尿病患者に、フレデリック・アレン医師の考案した「飢餓療法（炭水化物をほとんど含まない1日あたり400キロカロリー程度の食事）」が適用されました。

これは極端な低カロリー食で、寿命を数カ月から1～2年程度、まれに3年ほど延ばしましたが、結局はまだ、致命的な疾患でした。

飢餓療法が一定の効果をあげたのは、内因性インスリンゼロの１型糖尿病においては、糖質が直接血糖値を上昇させるとともに、タンパク質も糖新生により間接的に血糖値を上昇させることが関与していたと考えられます。

ちなみにジョスリン医師とアレン医師は、ハーバード大学医学部の同窓生で、よい友人でした。

インスリン抽出以後――増える糖質摂取量

１９２１年に、カナダの整形外科医フレデリック・バンティングと医学生チャールズ・ベストが、インスリンの抽出に初めて成功しました。そして、トロント総合病院において、１９２２年に、当時14歳の１型糖尿病患者（レナード・トンプソン少年）に初めてインスリンを注射し、血糖コントロールに成功しました。

１型糖尿病は、インスリンの登場までは致命的な病気でしたが、インスリンにより生命を保つことが可能となりました。

その後、インスリンを注射しておけば、糖質を摂取しても血糖値が上昇しないことが、徐々に周知されるようになりました。その結果、「正常人なみに糖質を食べても、インスリンさえ打っておけばいい」という流れとなっていき、1型においても2型においても、米国の糖尿人の糖質摂取量は徐々に増えていきました。

米国糖尿病学会のガイドラインの変遷

ＡＤＡ（米国糖尿病学会）のガイドラインが初めて制定されたのが、１９５０年です。前述の流れを受けて、第１回のガイドライン制定時にＡＤＡは、総摂取カロリーに対する炭水化物の摂取割合を、以前より増やしました。

１９５０年のガイドラインでは、炭水化物40％を推奨。１９７１年のガイドラインでは、炭水化物は45％に増えました。

１９８６年のガイドラインで、さらに炭水化物は60％と増加。

ところが、１９９４年のガイドラインでは、タンパク質10〜20％という規定はありますが、炭水化物・脂質の規定はなくなりました。

一方で、1994年のガイドラインの時、オリーブオイルたっぷりの地中海食も選択肢に加わりました。また、1994年以降、ガイドラインでは、炭水化物と脂肪のカロリー比を規定しなくなりました。

1993年に発表された米国の1型糖尿病の大規模臨床研究「DCCT（Diabetes Control and Complications Trial）」において、糖質管理食（カーボカウント）が成功を収めたことから、欧米では糖質管理食が、1型糖尿病患者を中心に広まっていきました。

1997年版の米国糖尿病学会の患者教育用の本『Life With Diabetes 1997』には、「糖質は100%、タンパク質は50%、脂質は10%未満が血糖に変わる」とされていましたが、2004年版では、「血糖値を上昇させるのは、糖質だけで、タンパク質・脂質は上昇させない」という記載に変更されました。

2004年、ボストンのジョスリン糖尿病センターは、炭水化物の推奨量を40%に下げました（『Joslin's Diabetes Mellitus　第14版』2004年、616頁）。

ジョスリン医師が開設したジョスリン糖尿病センターは、全米で最も評価の高い糖尿病治療センターの1つです。

近年の「食事療法に関する声明」の変遷

２００７年までは、ＡＤＡ（米国糖尿病学会）は、食事療法において、糖質制限食は推奨しないとしていました。

しかし、２００８年、ＡＤＡの「食事療法に関する声明２００８」において、「糖質のモニタリングは血糖管理の鍵となる」とランクＡで推奨され、

「減量が望まれる糖尿病患者には、低カロリー食、もしくは低炭水化物食によるダイエットが推奨される」

と、低糖質食を一定支持する見解が初めて出されました。

さらに、２０１３年10月のＡＤＡの「成人糖尿病患者の食事療法に関する声明２０１３」では、すべての糖尿病患者に適した「唯一無二の（one-size-fits-all）」食事パターンは存在しないとの見解を表明しました。

そして、患者ごとにさまざまな食事パターン（地中海食、ベジタリアン食、糖質制限

食、低脂質食、ＤＡＳＨ食〔Dietary Approaches to Stop Hypertension：高血圧食〕）が受容可能であるとしています。

糖質制限食も正式に認められています。

このＡＤＡの見解は、１９６９年の『糖尿病治療のための 食品交換表 第2版』以降、２０１３年の『糖尿病食事療法のための 食品交換表 第7版』まで、40年以上一貫して唯一無二のカロリー（エネルギー）制限食を推奨し続けてきた日本糖尿病学会への痛烈な批判となっています。第7版以降の『食品交換表』は刊行されていません。

ＡＤＡの「食事療法に関する声明２０１３」は、日本の糖質制限食推進派にとって、大きな追い風となりました。

さらに、米国糖尿病学会は、２０１９年4月、「コンセンサス・リコメンデーション」において「糖質制限食（超低炭水化物食も含む）は最も研究されている食事療法の1つである」と明言して、一推しで推奨しました。

２０２０年、２０２１年、２０２２年、２０２３年、２０２４年のガイドラインでも同様の見解です。２０２５年のガイドラインでも推奨しています。

このことは、日本の糖質制限食推進派医師にとって、これ以上ない強力な援軍となりました。

(2) 日本の糖尿病食事療法の歴史

次に、日本での糖尿病食と糖質制限食の歴史を考察してみます。

夏目漱石と糖尿病と「厳重食」——まさに「スーパー糖質制限食」

文豪・夏目漱石(1867〜1916年)は、糖尿病でした。

大正5年(1916年)正月、右の上膊《じょうはく》(上腕)神経に強い痛みが起こり、右上膊(上腕)の不全麻痺《まひ》となります。薬、マッサージは無効。4月、糖尿病と診断されます。教え子の医師、眞鍋嘉一郎《まなべかいちろう》により、5月から、当時の最先端治療の「厳重食」を開始し、尿糖は消失します。7月の終わりには、右の上膊神経の強い痛みと右上膊の不全麻痺が改善。神経衰弱の症状も減退。糖尿病も改善します。

しかし、11月に、胃潰瘍が再発。12月9日、胃潰瘍による出血で死去します。

「厳重食」で、糖尿病と糖尿病神経障害は著明改善しましたが、残念ながら胃潰瘍のためにこの世を去りました。

ところで昭和13年・18年の女子栄養大学の「厳重食」（後述173頁①②の『栄養と料理』）の解説を見ると、まさに「厳重食＝スーパー糖質制限食」なのです。主に次のように書いてあります。


肉類（牛、豚、鶏、魚肉、内臓、心臓、肝臓、舌、膈《かく》、腎臓、骨髄）、貝類、卵類（鶏卵、鳥卵、魚卵）、脂肪類（バター類、豚脂《とんし》、ヘット、肝油、オリーブ油、ごま油）、豆類（豆腐、油揚げなど）、味噌は少量、野菜（含水炭素5％以下）（小松菜、京菜、白菜、筍《たけのこ》、レタス、蕗《ふき》、大根、アスパラガス、果実（含水炭素の少ないもの））びわ、すもも、苺《いちご》、いちじく、メロン、パイナップル、パパイヤ、りんご、蜜柑《みかん》、夏みかん……＊梨、ブドウ、柿、バナナはやや糖質が多いので警戒を要する。

日本における糖尿病食事療法の変遷

日本においても、昭和18年（１９４３年）頃は、まだ「厳重食」のほうが幅を利かせていたようです。

そして戦後、日本糖尿病学会のバイブルのような『食品交換表』の初版が、１９６５年に発行されました。

この時には、「適正なカロリー」ということが強調されました。

解説には、食事療法の原則として、

「①適正なカロリー　②糖質量の制限　③糖質、たんぱく質、脂質のバランス　④ビタミンおよびミネラルの適正な補給」

と記載されています。

なんと、2番目には、驚くべきことに「糖質量の制限」と明記してあります。

しかし、これが、１９６９年の第2版になると、

「①適正なカロリー（カロリーの制限）　②糖質、たんぱく質、脂質のバランス　③ビ

タミンおよびミネラルの適正な補給」と変更されて、「糖質量の制限」という文言が削除されています。糖尿病食事療法の原則から、「糖質量の制限」が消えて、「カロリー（エネルギー）の制限」が登場したのが第2版です。

これ以降の『食品交換表』は、2013年、11年ぶりに改訂された第7版にいたるまで、「カロリー制限」一辺倒でした。

前節でも述べたように、2013年10月の米国糖尿病学会の「成人糖尿病患者の食事療法に関する声明2013」では、すべての糖尿病患者に適した「唯一無二の（one-size-fits-all）」食事パターンは存在しない、との見解が表明されました。

これに対して、日本糖尿病学会は、唯一無二の糖尿病食事療法として「カロリー制限食・高糖質食」を、1969年以来長い間、推奨し続けてきました。『糖尿病診療ガイドライン2016』までは、糖質50～60%、タンパク質20%以下、残りを脂質としていました。『糖尿病診療ガイドライン2019』からは、栄養素摂取比率の目標値がステートメントから削除されています。

日本における糖質制限食の歴史

戦前までは、「厳重食」があったのですが、1969年以降はすっかり消えてしまいました。

その後の糖質制限食の臨床実践は、1999年から、釜池豊秋《かまいけとよあき》医師が愛媛県・宇和島で開始し、同時に京都・高雄病院でも、筆者の兄・江部洋一郎医師が開始し、有効例を重ねました。

その経験を踏まえ、医学文献では、2004年に筆者が兄やほかの方々とともに、本邦初の糖質制限食有効例の報告を行いました（後述③）。

2005年には筆者が、本邦初の一般向けの本を出版しました（後述④）。

2006年には荒木裕《ひろし》医師が『断糖宣言!』、2007年には釜池豊秋医師が『糖質ゼロの食事術』を刊行しました（後述⑤⑥）。

坂東浩医師、中村巧《たくみ》医師は、約1000人を肥満外来で治療し、糖質制限食の有効性を2008年に報告しました（後述⑦）。

２００９年、２０１０年に、筆者が医学雑誌に小論文を発表しました（後述⑧⑨）。

その後、２０１２年に山田悟《さとる》医師、白《しら》澤《さわ》卓《たく》二《じ》医師、２０１３年に夏井睦医師、２０１４年に渡辺信幸《のぶゆき》医師、２０１５年に宗《むね》田《た》哲《てつ》男《お》医師が、一般向け糖質制限食の本を出版しました（後述⑩～⑭）。

糖質制限食の広がりも、いよいよ加速がついてきて、私も毎年に近く、著書を上梓しています（後述⑮～㉘）。

①香川綾：「糖尿病の手当と食餌療法」
女子栄養大学『栄養と料理』４巻４号：46～49頁、昭和13年（１９３８年）
②香川昇三：「糖尿病患者の厳重食」
女子栄養大学『栄養と料理』９巻５号：27～35頁、昭和18年（１９４３年）
③江部康二他：「糖尿病食事療法として糖質制限食を実施した３症例」
『京都医学会雑誌』51巻１号：１２５～１２９頁、２００４年
④江部康二：『主食を抜けば糖尿病は良くなる！　糖質制限食のすすめ』
２００５年（東洋経済新報社）

⑤荒木裕：『断糖宣言！』２００６年（エディットハウス）
⑥釜池豊秋：『医者に頼らない！　糖尿病の新常識　糖質ゼロの食事術』
２００７年（実業之日本社）
⑦坂東浩、中村巧：「カーボカウントと糖質制限食」
『治療』90巻12号：３１０５～３１１１頁、２００８年
⑧江部康二：「主食を抜けば（糖質を制限すれば）糖尿病は良くなる！」
『治療』91巻４号：６８２～６８３頁、２００９年
⑨江部康二：「低糖質食（糖質制限食 carbohydrate restriction）の意義」
『内科』１０５巻１号：１００～１０３頁、２０１０年
⑩山田悟：『糖質制限食のススメ』２０１２年（東洋経済新報社）
⑪白澤卓二：『〈白澤式〉ケトン食事法』２０１２年（かんき出版）
⑫夏井睦：『炭水化物が人類を滅ぼす　糖質制限からみた生命の科学』２０１３年（光文社新書）
⑬渡辺信幸：『日本人だからこそ「ご飯」を食べるな　肉・卵・チーズが健康長寿をつくる』
２０１４年（講談社＋α新書）
⑭宗田哲男：『ケトン体が人類を救う　糖質制限でなぜ健康になるのか』２０１５年（光文社新書）
⑮江部康二：『人類最強の「糖質制限」論　ケトン体を味方にして痩せる、健康になる』
２０１６年（ＳＢ新書）

⑯江部康二：『外食でやせる！「糖質オフ」で食べても飲んでも太らない体を手に入れる』２０１７年（毎日新聞出版）
⑰江部康二：『江部康二の糖質制限革命』２０１７年（東洋経済新報社）
⑱江部康二：『女性のためのラクやせ糖質制限ハンドブック』２０１８年（洋泉社）
⑲江部康二：『男性のための糖質制限最強ダイエットハンドブック』２０１８年（洋泉社）
⑳江部康二：『男・50代からの糖質制限』２０１８年（東洋経済新報社）
㉑江部康二：『内臓脂肪がストン！と落ちる食事術』２０１９年（ダイヤモンド社）
㉒江部康二監修：『糖質制限の大百科』２０１９年（洋泉社）
㉓江部康二：『名医が考えた認知症にならない最強の食事術』２０２０年（宝島社）
㉔江部康二監修：『ダイエット・糖質制限に必携！　食品別糖質量ハンドブック』２０２０年（宝島社）
㉕江部康二監修：『医学的に正しい「糖質制限」見るだけノート』２０２０年（宝島社）
㉖江部康二：『体が変わる！　最強の糖質制限食　巣ごもり生活でも太らない！』２０２１年（学研プラス）
㉗江部康二：『増補新版　糖質制限の大百科』２０２１年（宝島社）
㉘江部康二監修：『医者が教える 正しい糖質の減らし方（ＴＪＭＯＯＫ）』２０２２年（宝島社）

コラム

藤原道長と糖尿病

日本の歴史の中で、糖尿病と関わりがある有名人はかなりいると思いますが、文献上の初代は、おそらく藤原道長（966〜1027年）でしょう。

後一条天皇の摂政、太政大臣であり、紫式部の『源氏物語』の主人公である光源氏のモデルともいわれています。道長は平安貴族の中でも、栄耀栄華《えいようえいが》の頂点を極めた人物といえます。

しかし、自ら著した『御堂関白記《みどうかんぱくき》』によれば、30歳を過ぎた頃から病（胸病《きようびよう》）を患っていたようです。

胸痛や胸苦しさを繰り返し起こしているので、いわゆる心臓神経症だったのか、はたまた狭心症だったのか、まあ、あまり健康ではなかったようです。

51歳の時、三条天皇を譲位させ、後一条天皇を擁立《ようりつ》して外祖父《がいそふ》となり、ゆるぎない地位を確立しました。

53歳の時、娘の威子《たけこ》を後一条天皇の中宮としました。

この時の宴《うたげ》で詠《よ》んだのが、有名な、

「この世をば我が世とぞ思ふ望月の欠けたることもなしと思へば」

という歌です。

この歌は、同時代の貴族である右大臣の藤原実資《さねすけ》（957～1046年）の著した『小右記《しょうゆうき》』に記載されています。藤原実資は、藤原道長のライバルともいえ、数少ない道長に隷属《れいじゅう》しない対等な関係の人物でした。

その『小右記』に、道長が51歳の時、「外出中に気分が悪くなり帰途《きと》についたが、そのおり、しきりに水を欲しがっていた」とあります。

道長はしばしば口の渇《かわ》きを訴え、昼夜なく水を欲しがり、脱力感にもおそわれていました。これは客観的に見て、かなり進行した糖尿病の症状です。

53歳で「この世をば……」を詠んだ時には、糖尿病はさらに進行していたことでしょう。事実、目の具合がかなり悪くなっていたことが『御堂関白記』に書いてあり、糖尿病網膜症あるいは糖尿病白内障を患っていたと思われます。

道長は、62歳で亡くなりましたが、晩年は糖尿病合併症による症状のオンパレードに苦しめられていたようです。最終的に背中に大きな膿瘍《のうよう》ができて、コントロール不能となり、死去したようです。

栄耀栄華を極めたとはいえ、頂点の頃には、視力低下、脱力感などに見舞われ、決して幸せではなかったと思われます。

糖尿人の先達、藤原道長さんのようにならないよう、我々令和の糖尿人は、せっせと「糖質制限食」に勤《いそ》しみましょう。

コラム

明治天皇と糖尿病

明治天皇（1852～1912年）は、47歳頃より糖尿病を発症されました。明治天皇は、極度の医療不信があり、インスリン治療も内服治療もなしでした。

１９１２年（明治45年）７月20日、宮内省（当時）は、天皇の病状悪化を発表。さらに午後には、官報の号外を通じて広く国民に伝達していきました。

その内容は、

「天皇陛下は明治三十七年末頃より糖尿病に罹らせられ、次で三十九年一月より慢性腎臓炎御併発、爾来御病勢多少増減ありたる処、本月十四日御腸胃症に罹らせられ、翌十五日より少々御嗜眠の御傾向あらせられ、一昨十八日以来、御嗜眠は一層増加御食気減少、昨十九日午後より御精神少しく恍惚の御状態にて、御脳症あらせられ、御尿量頓に甚しく減少、蛋白質著しく増加、同日夕刻より突然御発熱、御体温四十度五分に昇騰、御脈百〇四至御呼吸三十八回」

というものでした。

最後は、糖尿病腎症からの慢性腎不全で、59歳で崩御《ほうぎょ》されました。

第10章　ここがおかしい日本の糖尿病治療

エビデンスのない食事療法を継続してきた日本

日本では、いまも多くの糖尿病の方が苦しんでおられます。医師や栄養士にいわれるとおりに治療し、カロリー制限食を実践するなどしても、合併症を防ぐことができていない現状があります。

米国糖尿病学会の患者教育用の本『Life With Diabetes 2004』によれば、「摂取後直接血糖に影響を与えるのは糖質のみであり、速やかに吸収され、120分以内にほぼ100％血糖に変わる。タンパク質と脂質は直接血糖に影響を与えることはない」とされています。

これらは、含有エネルギーとは無関係な、三大栄養素の生理学的特質です。日本糖尿病学会は、このことを、医師にも糖尿病患者にも伝えていないのは、いかがなものでしょうか。

また、最新の『糖尿病診療ガイドライン２０２４』の39頁においても、推奨グレードAで「エネルギー制限食」を推奨していますが、エビデンスは１つもありません。一応、「過体重・肥満を伴う2型糖尿病の血糖コントロールにおいてエネルギー摂取量の制限を推奨する」というコメントはありますが……。

50年以上前に、一部の糖尿病専門医が合意で決めたことを、そのまま継続しているのが現状なのです。

エビデンスが１つもない食事療法を推奨するとは、誠に不可思議です。

従来の糖尿病食の問題点①——食後高血糖と血糖変動幅増大

従来の糖尿病食（高糖質・カロリー制限・低脂質食）を、糖尿病の人が摂取した場合、食後の高血糖は防げません。

現在、糖尿病患者の動脈硬化のリスク要因として問題とされている、食後高血糖と血糖変動幅増大を引き起こすのは、繰り返しますが、三大栄養素の中では糖質だけです。糖質を摂取しなければこれらは生じないのですが、いくらカロリー制限をしても、糖質を摂取すれば、必ず、食後高血糖と血糖変動幅増大を生じます。

米国では、医師も看護師も栄養士も患者も、三大栄養素と血糖値に関する生理学的知識を共有しているわけです。

ひるがえって日本では、このような重要な生理学的知識がいっさい教育されていないため、医師も看護師も栄養士も患者も、「糖質だけが血糖値に直接影響を与える」という重要な生理学的事実を知らないのが現状なのです。

従来の糖尿病食の問題点②——酸化ストレスリスクを防げない

第2章、第4章などでもすでにお伝えしましたが、人体は、酸化反応と抗酸化反応のバランスが取れていると、正常に機能します。

酸化反応が抗酸化反応を上回った状態を「酸化ストレス」といいます。

細胞内のエネルギー生産装置「ミトコンドリア」の活動によって、日常的に活性酸素が発生しますが、生体の抗酸化反応で処理しています。

ヒトにおいて、最も一般的な酸化ストレスの発生源は、高血糖です。高血糖によって活性酸素が発生します。そして酸化ストレスが、糖尿病合併症・動脈硬化・老化・がん・アルツハイマー病・パーキンソン病などの元凶とされています。

食後高血糖と血糖変動幅増大が、糖尿病における最大の酸化ストレスリスクなのです。そして糖尿病患者が糖質を摂取すれば、食後高血糖と血糖変動幅増大を必ず生じます。


米国では20年間で合併症が激減したが、日本では減っていない

米国では、１９９０年から２０１０年までの20年間で、糖尿病合併症が激減しましたが、日本では、日本糖尿病学会の２０１３年の「熊本宣言２０１３」で、「糖尿病合併症で苦しむ患者さんの数は今なお減少していません」と、明言されました。

２０１０年（米国）と２０１３年（日本）ですので、もと（根拠）になるデータの年代は、似たようなものです。

医学誌『ニューイングランド・ジャーナル・オブ・メディスン』に２０１４年４月17日に発表されたデータです。米国では20年間で、糖尿病合併症が激減しています。

①急性心筋梗塞‥　マイナス67・８％
②高血糖症による死亡‥　マイナス64・４％
③脳卒中‥　マイナス52・７％
④下肢切断‥　マイナス51・４％
⑤末期腎不全‥　マイナス28・３％

米国では、糖質摂取50％で糖尿病を発症し、病院に行けば糖質摂取40％となります。

一方、日本糖尿病学会「第56回日本糖尿病学会年次学術集会」熊本宣言２０１３の記載が以下です。

「糖尿病合併症で苦しむ患者さんの数は今なお減少していません。（中略）
糖尿病網膜症による失明者は年間３０００人以上、
糖尿病腎症による新規透析導入者は年間１６０００人以上、
糖尿病足病変による下肢切断者が年間３０００人以上（後略）」

ここで疑問が出てきます。

これらの方々は、医師や栄養士のいうことを聞かずに、薬もまともに内服せずに、暴飲・暴食をしたのでしょうか？

いえいえ、そんなことはありません。ほとんどの方は、医師や栄養士のいうとおりに、つらくとも我慢してカロリー制限食を実践し、酒も飲まず、運動もし、血糖コントロールが徐々に悪くなれば、経口糖尿病治療薬を増やしていき、それでもよくならなければ、インスリン注射を導入して、清く正しく頑張ってきたにもかかわらず、糖尿病腎症、糖尿病網膜症、糖尿病壊疽《えそ》、心筋梗塞、脳卒中……を合併してしまったのです。

日本では、ほとんどの糖尿病患者さんが、糖質摂取比率50〜60％（最近では40〜60％も）の糖尿病食（カロリー制限・高糖質食）を指導されています。

この高糖質食を糖尿病患者さんが摂取すれば、「食後高血糖、血糖値の乱高下、血糖変動幅増大」を必ず生じます。これでは、糖尿病合併症が、減らないのも当たり前としかいいようがありません。

すなわち、糖尿病患者さんに罪はないのです。罪はひとえに、現行の糖尿病食（カロリー制限・高糖質食）にあるのです。この食事を続ける限りは、かなり運がよくない限り、糖尿病合併症から免れることは至難の業です。

糖質摂取比率の差が、米国との合併症の数値の差と考えられるのです。

薬による厳格な糖尿病治療で死亡率増加――ＡＣＣＯＲＤ試験

２００８年、「ＡＣＣＯＲＤ」という大規模臨床試験の結果が、米国で論文化されました。２型糖尿病患者を対象に、ＨｂＡ１ｃの目標値を従来より低く設定して、厳格な血糖管理を行い、大血管合併症予防効果を検討した試験でした。

その結果は、予想を大きくくつがえし、有意な大血管障害予防効果は証明できず、しかも「強化療法群」の死亡率が、「標準治療群」を上回るという、衝撃的な結果となり、3年で緊急中止されたのです。

「ACCORD」は、米国とカナダの77施設から1万251例が登録されました。

強化療法群の目標HbA1cは、6・0％未満、予定追跡期間は5年間でした。標準治療群の目標は7・0〜7・9％でした。

「糖質を普通に摂取して、インスリン注射や内服薬で厳格な血糖管理をすると、死亡率が上昇する」という結論が、信頼度の高い研究で示唆されたこととなります。

薬物による厳格な血糖管理で低血糖が増え、血糖変動幅増大も引き起こした可能性があります。

2型糖尿病の厳格な血糖管理の利益はごくわずか

『ブリティッシュ・メディカル・ジャーナル（BMJ）』に2011年、RCTメタ解析報告が掲載されました。RCTメタ解析はエビデンスレベルが最も高い方法です。

１９５０年１月から２０１０年７月までに登録されたＲＣＴ（ランダム化比較試験）のうち、厳しい条件を満たした13の研究を選択して、メタ解析を行ったものです。日本の「熊本スタディ」（熊本大学を中心とする３施設で行われた、日本で初めての２型糖尿病への介入研究）も含まれています。

この論文の結論は、「２型糖尿病の薬物による厳格な血糖管理の利益はわずか、低血糖リスクに相殺される程度」です。

このように、糖質を摂取しながら、厳格に薬物療法で血糖コントロールしようとしても、利益はほとんどないことが証明されました。

従来の糖尿病食は糖尿病を増加させる――久山町研究

久山町《ひさやままち》は、福岡市の東に隣接する人口９４００人ほどの町です（２０２４年12月現在）。１９６１年から九州大学医学部が、ずっと継続して40歳以上の全住民を対象に研究を続けています。

５年に１度の健康診断の受診率は約80％で、他の市町村に比べて高率です。

また、死後の剖検率《ぼうけんりつ》（病理解剖される割合）も、住民の82％であり、精度の高い研究の支えとなっています。

１９８０年代には、久山町研究では、糖尿病が最重要テーマとなりました。１９８８年と２００２年に、40〜79歳の年齢層の80％近い住民を対象に、75g経口糖負荷試験を用いた糖尿病の有病率調査が行われました。

１９８８年の時点で、糖尿病や境界型の比率が、想定されていたより多かったことを受けて、「食事指導＋運動療法」による介入が実施され、糖尿病の発症を予防しようと試みられたのです。

しかし、その結果、14年間の努力にもかかわらず、糖尿病の確定診断がついた人の割合が、男性で15・３％から24・０％へ、女性で10・１％から13・４％へと、著明に増加したのです。

また男性では、予備軍も含めた耐糖能《たいとうのう》（血糖値を正常に保つためのブドウ糖の処理能力）異常や空腹時血糖異常も増加し、40歳以上の久山町住人の約６割に、何らかの糖代謝異常が存在していることがわかりました。

当時の研究責任者の九州大学・清原裕《きよはらゆたか》教授も、2007年7月27日の『毎日新聞』朝刊で、「1988年以後、運動や食事指導など手を尽くしたのに糖尿病は増える一方。どうすれば減るのか、最初からやり直したい」とのコメントを述べていました。

久山町で指導された食事療法・運動療法は、当然、日本糖尿病学会推奨のものです。すなわち、食事療法は、カロリー制限の高糖質食（糖質60％、脂質20％、タンパク質20％）でした。

また、運動については、本来、運動が糖尿病発症予防のために悪いわけはありません。したがって、日本糖尿病学会推奨の食事指導を行っている限りは、運動療法を少々頑張っても、糖尿病発症の増加をくい止めることはできないということが、証明されたわけです。

「カロリー制限重視の高糖質食で14年間指導した結果、糖尿病が激増した」ということが、久山町研究という信頼度の高いデータから導き出された結論なのです。

日本糖尿病学会への提言

私は1人の医師であり、1人の糖尿病患者です。医師として、そして一糖尿病患者として、日本糖尿病学会に提言したいのです。

(1)「ACCORD」などの明白なエビデンスを無視せずに、現実を認めて、ワンパターンの食事療法(カロリー制限・高糖質食)の早急な見直しに着手するのが、糖尿病専門医として科学的な態度といえるのではないでしょうか?

(2)また、従来の日本の糖尿病治療(カロリー制限・高糖質食と薬物療法)により、糖尿病網膜症で失明、糖尿病腎症で透析、糖尿病壊疽で下肢を切断、心筋梗塞、脳梗塞……といった糖尿病合併症が毎年多数発症している現状を、どのようにとらえておられるのでしょうか? 現実に多くの糖尿病患者さんを苦しめてきたという反省はないのでしょうか? ぜひ、冷静に日本の糖尿病治療と合併症の現状を検討していただきたいと思います。

（3）さらに、糖尿病専門医が従来推奨してきたカロリー制限食（高糖質・低脂質食）では、「食後高血糖」と「血糖変動幅の増大」を生じ、酸化ストレスリスクを決して防げないという生理学的事実を、糖尿病患者さんに説明すべきではないでしょうか。短期間でも破滅的に効果が悪い食事療法（カロリー制限・高糖質食）を、長期間にわたり糖尿病患者さんに推奨するのであれば、倫理的にも科学的根拠を示す義務があります。糖尿病専門医として、科学的思考をされることを切《せつ》に望みます。

第11章　糖質制限食とエビデンス――カロリー制限との比較

ＥＢＭとは

ＥＢＭが現在、医学界を席巻しています。ＥＢＭとは、「Evidence-Based Medicine（根拠に基づく医療）」のことです。

もちろん、ＥＢＭだけに頼る医療には、明確に限界があります。一方、ＥＢＭを無視する医療にも、明確に限界があります。

ともあれここでは、ＥＢＭについて考察してみます。

医学界において、「evidence（エビデンス、証拠、根拠）」となるのは、基本的に、医学雑誌に掲載された論文です。『ニューイングランド・ジャーナル・オブ・メディスン』『ランセット』『JAMA（米国医師会雑誌）』など、定評ある医学専門誌に掲載された論文であることも、「evidence（エビデンス）」の大きな要素となります。

その論文も、

①RCT（ランダム化比較試験）

②前向きコホート研究

の2つが、信頼度の高いものとなります。

①RCT

参加者を無作為（ランダム）に2つ以上のグループのいずれかに割り付ける量的研究の一種です。無作為にグループに割り付けることで、交絡因子《こうらくいんし》（治療そのもの以外の要因）が研究の結果に影響を与える可能性を最小限に抑えることができます。

②前向きコホート研究

コホートとは、もとは古代ローマの軍隊の数百人程度の兵員単位を表しましたが、転じて、ある共通の性格を持つ集団の意味で使われています。コホート研究とは、共通の特性を持つ集団を追跡して、疾病の発生や健康状態の変化を観察して、各種要因との関連を明らかにしようとする研究です。前向きコホート研究とは、調査開始時にさまざまな要因を把握し、時間の経過に沿って、健康状態の変化などを追跡して調べることです。

さらに、論文は、『糖尿病診療ガイドライン２０２４』によれば、以下のようなレベルに分けられます。１から3になるにしたがって質は下がります。

・レベル１＋：質の高いメタアナリシス（ＭＡ）／質の高いシステマティックレビュー（ＳＲ）
・レベル１：　質の高いＲＣＴ

・レベル2：質の低いＭＡ／ＳＲ
質の低いＲＣＴ
前向きコホート
事前設定ＲＣＴサブ解析

・レベル3：後ろ向きコホート
ケースコントロール
事後的ＲＣＴサブ解析
単群試験
横断研究
症例集積・報告

メタアナリシスとは、複数の研究の結果を収集・統合・比較し、統計学的に解析する研究です。

質の高いRCTとは、①バイアスリスクは低い、②臨床疑問に直接答えている、③誤差は小さく精確な結果である、を満たしています。

このような順番で、論文の信頼度に差がつけられており、これを研究デザインのヒエラルキーと呼びます。

「エビデンス」の他に、「コンセンサス」がありますが、コンセンサスは、「実証的研究に基づかない権威者の意見や合意」なので、エビデンスとはいえません。

一般に、エビデンスレベルが高い研究論文という時は、
①レベル1＋／レベル1
②レベル2
に基づく論文のことをさします。

症例報告も大切な医学研究の1つなのですが、ことEBMという時は、「ランダム化比較試験（RCT）」と「前向きコホート研究」だけを考慮すればいいということです。

かつて医学界では、「実証的研究に基づかない権威者の意見や合意（コンセンサス）」

が幅を利かせていて、学会発表などでも、有名大教授で権威者の先生が「私はこう思う」といえば、水戸黄門の印籠《いんろう》みたいなもので、「へへー、恐れ入りました」ということで一件落着という世界だったのです。

権威者が何人か寄り集まって、ガイドラインの内容を決めると、「コンセンサスによる決定」となります。これは、前述のヒエラルキーから見ると、エビデンスレベルは最低、「エビデンスなし」ということです。

権威者の意見やコンセンサスに基づく見解などに頼っているのは、非科学的であるという批判が、世界中の医学界で続出したため、それではよろしくないということで、「EBM：Evidence-Based Medicine（根拠に基づく医療）」が登場したわけです。

糖質制限食にはエビデンスがある――従来の糖尿病食は「コンセンサス」のみ

さて、日本糖尿病学会では、長年、「コンセンサス」のみに基づいた食事療法（炭水化物を摂取エネルギーのうちの50～60%とする）を推奨してきました。つまり、エビデンスのない食事療法を推奨してきたのです（それでも「グレードA」の推奨が長年ついていました)。

一方、ひいき目といわれるかもしれませんが、糖質制限食においては、一定のエビデンスがあります。

ここでは、糖質制限食に肯定的な、長期のエビデンスを紹介したいと思います。長期にわたる食事療法のRCT（ランダム化比較試験）は、極めて少数です。長期の食事療法のエビデンスは、もっぱら「コホート研究」によるものが多いです。

以下、検討してみると、RCTでもコホート研究でも、長期の研究において、糖質制限食が有利というエビデンスがあるといえます。

以下に、EBMとして信頼度の高い長期の研究を列挙します。いずれも、糖質制限食の「安全性・長期的有効性」を保証する論文です。

なお、これらの論文は、スーパー糖質制限食に関するものではありません。普通に食事をしている集団（糖質も食べている）において、糖質を多く食べている群と、比較的少ない群を比較したものです。

1年間の研究なら、スーパー糖質制限食のRCTが少なくとも2つあります。

さてここから、信頼度の高い長期の研究を簡単に紹介していきます。

《ＲＣＴ（ランダム化比較試験）論文》

①ＲＣＴ論文（＊１）

低糖質食（40ｇ／日未満）と低脂質食を比較した米国の論文で、１４８人の肥満者を１年間追っています。減量効果や脂質データの改善など、ＣＶＤ（心血管疾患）リスク低減で、低糖質食の圧勝となっています。

②ＲＣＴ論文（＊２）

２００８年に報告されたイスラエルの「ＤＩＲＥＣＴ試験（Dietary Intervention Randomized Controlled Trial)」です。低炭水化物食で最も体重が減少し、ＨＤＬコレステロールが増加した結果になりました。

３２２人を3群に分けて、２年間の研究を行いました。低脂肪食（カロリー制限）、地中海食（カロリー制限）、低炭水化物食（カロリー無制限）の3群です。

3群のうち、低炭水化物食群だけが、カロリー摂取量が一番多かったにもかかわらず、HbA1cを有意に低下させました。また低炭水化物食群が最も体重が減少し、HDLコレステロールは最も増加しました。

③RCT論文（＊3）

②の「DIRECT試験」終了後の、4年間のフォローアップ研究です。

体重減少に関しては、地中海食、低炭水化物食の2群は、6年後も体重減少に有意差がありました。LDL：HDL比に関しては、低炭水化物群で有意に減少していました。

総じて、低炭水化物食群と地中海食群は、4年間のフォローアップにおいても、低脂肪食に比べて好ましい結果が出たといえます。

④RCT論文（＊4）

13の電子データベースにある2000年1月～2007年3月の、低炭水化物／高タンパク質食と低脂質／高炭水化物食の比較ＲＣＴをメタ解析（メタアナリシス）した、英国の研究者による研究です。

体重減少、中性脂肪減少、ＨＤＬコレステロール増加は、低炭水化物／高タンパク質食群が、低脂質／高炭水化物食群に比べ有効でした。

⑤ＲＣＴ論文（＊5）

『ダイアベティス・ケア』に２０１４年に掲載されたイタリアの研究者らの論文です。8年間と長期であり、信頼度はトップランクの研究です。

「新たに診断された2型糖尿病患者では、糖質50％未満の地中海食群（１０８人）は、低脂肪食群（１０７人）に比べ、ＨｂＡ１ｃレベルが大きく低下し、糖尿病の寛解率が高く、糖尿病治療薬の導入を遅らせることができた」という結果になっています。

１日あたり女性は１５００キロカロリー、男性は１８００キロカロリーでの比較です。

⑥ＲＣＴ論文（＊6）

23のレポートのメタ解析（メタアナリシス）です。研究期間にかかわらず糖質制限食が体重、脂質、血糖、血圧を改善させるという結論です。

⑦RCT論文（＊7）

『JAMA』に2007年に掲載された米国スタンフォード大学などによる研究です。311人の女性を、アトキンスダイエット（低炭水化物食〔スーパー糖質制限食〕）、ゾーンダイエット（炭水化物40％）、オーニッシュダイエット、ラーンダイエット（ともに高炭水化物・低脂肪食）の4グループに分けて追跡しました。これらの4種のダイエットは、いずれも米国ではポピュラーなものです。

結果は、低炭水化物食群が体重を最も減少させて、HDLコレステロールとTG（中性脂肪）の数値を改善させました。

⑧RCT論文（＊8）

2014年に報告された「Look AHEAD試験」(N Engl J Med 2013; 369 (2): 145-

154）のサブ解析です。「Ｌｏｏｋ　ＡＨＥＡＤ試験」は２０１３年に報告された、米国の16施設でのランダム化比較試験（ＲＣＴ）で、ＢＭＩ25以上の2型糖尿病患者が対象です。

強化介入群（カロリー制限〔１２００〜１８００キロカロリー／日〕と運動で７％以上の体重減量を達成・維持する群）２５７０例と、対照群（２５７５例）の比較です。

２０１４年には、骨密度の変化に関するサブ解析が報告されました。骨密度データのある１３０９例のサブ解析です。

その結果、男性では強化介入群では対照群に比べて、有意に前大腿骨近位部、大腿骨頸部の骨密度の低下が大きいことが判明しましたが、腰椎《ようつい》では差はなしでした。

前大腿骨近位部の骨密度の変化に対しては、体重減少が有意に相関していました。

女性では両群ともに骨密度が低下し、どの部位についても両群に差異はありませんでした。この研究で、少なくとも男性においては、カロリー制限食による骨密度低下のリスクが示されたわけです。

⑨ＲＣＴ論文（＊９）

２０１５年12月に『ランセット』に掲載された、ハーバード大学の研究者らによる53のＲＣＴのメタアナリシスによるシステマティックレビューで、「低脂肪食よりも糖質制限食のほうが減量効果が高い」という結論です。53のＲＣＴのメタアナリシスなので、エビデンスレベルは最上位です。以下のような結論が出ています。

（１）低脂肪食よりも糖質制限食のほうが減量効果が高い。
（２）低脂肪食は他の高脂肪食との比較で減量効果に有意差なし。
（３）低脂肪食は普通食との比較でのみ、体重減少効果があった。
（４）低脂肪食は、長期的な減量効果についての科学的裏付けがない。

⑩ＲＣＴ論文（＊10）

前章（第10章）でも紹介しましたが、２０１１年に『ブリティッシュ・メディカル・ジャーナル（ＢＭＪ）』に掲載されたＲＣＴのメタアナリシスの報告です。「２型糖尿病の厳格な血糖管理の利益はわずか」という結論でした。ＲＣＴのメタアナリシスは、先ほども述べましたとおり、エビデンスレベルが最も高い方法です。

1950年1月から2010年7月までにコクランレビューに登録されたRCT（ランダム化比較試験）のうち、厳しい条件を満たした13の研究を選択して、メタ解析を行いました。結論は「2型糖尿病の薬物による厳格な血糖管理の利益はわずか、低血糖リスクに相殺される程度」です。糖質を摂取しながら、厳格に薬物療法で血糖コントロールしようとしても、利益はほとんどないことが証明されました。

⑪RCT論文（＊11）

『JAMA』に2006年に掲載された3つの報告です。

米国で行われた大規模介入試験（5万人弱の閉経女性を対象に、対照群を置き、平均8年間にわたって追跡）の結果が判明しました。

「〈低脂質（20％）＋野菜豊富な食生活〉グループは、対照群（約40％の脂質）と比較して、心血管疾患、乳がん、大腸がんリスクを下げない」ことが報告され、高脂質食が悪玉という常識がくつがえりました。TG（中性脂肪）も変わりませんでした。

糖質を制限すれば、相対的に、高タンパク・高脂質食となります。従来、高脂質食が、心血管疾患、大腸がん、乳がんなどのリスクと考えられてきましたが、そうではありませんでした。つまり、低脂質食に、心血管疾患、乳がん、大腸がんの予防効果はないということです。

（＊1）Effects of low-carbohydrate and low-fat diets: a randomized trial. Bazzano LA, et al. Ann Intern Med. 2014 Sep 2;161(5):309-18.

（＊2）Iris Shai,et al:Weight Loss with a Low-Carbohydrate,Mediterranean,or Low-Fat Diet. N Engl J Med July 17, 2008;359(3):229-241.

（＊3）Four-Year Follow-up after Two-Year Dietary Interventions. N Engl J Med October 4, 2012; 367(14):1373-1374.

（＊4）Systematic review of randomized controlled trials of low-carbohydrate vs. low-fat/low-calorie diets in the management of obesity and its comorbidities. M. Hession,et al.Obes Rev（国際肥満連合の公式ジャーナル）10(1), 36-50, January 2009.

（＊5）Diabetes Care. 2014 Jul;37(7):1824-30.The effects of a Mediterranean diet on the need for diabetes drugs and remission of newly diagnosed type 2 diabetes: follow-up of a randomized trial.

（＊6） Obes Rev 2012; 13(11): 1048-1066. Systematic review and meta-analysis of clinical trials of the effects of low carbohydrate diets on cardiovascular risk factors.

（＊7） Comparison of the Atkins, Zone, Ornish, and LEARN Diets for Change in Weight and Related Risk Factors Among Overweight Premenopausal Women. The A TO Z Weight Loss Study: A Randomized Trial, JAMA 2007;297(9):969-977.

（＊8） The Look AHEAD Trial: Bone Loss at 4-Year Follow-up in Type 2 Diabetes. Diabetes Care (2014; 37(10): 2822-2829).

（＊9） Effect of Low-Fat Diet Interventions Versus Other Diet Interventions on Long-Term Weight Change in Adults: A Systematic Review and Meta-Analysis.　Lancet Diabetes Endocrinol 2015 Dec 01;3(12)　968-979, DK Tobias, M Chen, JE Manson, DS Ludwig, W Willett, FB Hu.

（＊10） Effect of intensive glucose lowering treatment on all cause mortality, cardiovascular death, and microvascular events in type 2 diabetes: meta-analysis of randomised controlled trials. BMJ. 2011 Jul 26;343:d4169. doi: 10.1136/bmj.d4169. http://www.ncbi.nlm.nih.gov/pubmed/21791495

（＊11） 『ＪＡＭＡ』２００６年２月８日号の疾患ごとにまとめられた３本の論文で報告。
Low-Fat Dietary Pattern and Risk of Invasive Breast Cancer.
Low-Fat Dietary Pattern and Risk of Colorectal Cancer.

Low-Fat Dietary Pattern and Risk of Cardiovascular Disease.
: The Women's Health Initiative Randomized Controlled Dietary Modification Trial
JAMA. 2006 Feb 8;295(6):629-642. 643-654. 655-666.

《長期の論文》

すでにご紹介した「⑤ＲＣＴ論文（＊5）」は8年であり、私が探した限りではＲＣＴでは最長の研究かと思います。ここではＲＣＴ以外で長期の、信頼度の高い論文を紹介していきます。

⑫前向きコホート研究（＊12）

『ニューイングランド・ジャーナル・オブ・メディスン』に２００６年に掲載されたハーバード大学の有名な論文です。８万２８０２人を20年間追ったコホート研究です。

炭水化物摂取比率36・8±6・1％のグループと、58・8±7・0％のグループを比較しています。

結論は、「低炭水化物・高脂肪・高タンパク食に冠動脈疾患のリスクなし」というものでした。

一方、「総炭水化物摂取量は、冠動脈疾患リスクの中等度増加に関連していた」「高GL（食品に含まれる糖質の重量にGI〔食後血糖値の上昇を示す指標〕をかけて100で割ったもの）は、冠動脈疾患リスク増加と強く関連していた」としています。

つまり、

「低炭水化物食に冠動脈疾患のリスクなし」

「炭水化物摂取量が多いと冠動脈疾患リスク増加」

となり、糖質制限食のほうが高炭水化物食より安全というエビデンスです。

⑬前向きコホート研究（＊13）

米国の研究者らによるメタアナリシスによる論文です。

「飽和脂肪酸摂取量と脳・心血管イベント（疾患）発生は、関係がない」ことを明白にしました。

21の論文（約35万人）をメタアナリシスして、5〜23年追跡したところ、1万1000人の脳・心血管イベントが発生しました。

飽和脂肪酸摂取量と脳・心血管イベントハザード比を検証してみると、飽和脂肪酸摂取量と脳・心血管イベント発生は、関係がないことが判明しました。

糖質制限食では飽和脂肪酸摂取量が増えますが、心配ないというエビデンスです。

⑭前向きコホート研究（＊14）

日本の研究で、9200人を29年間観察した前向きコホート研究（「NIPPON DATA80」）です。

「炭水化物摂取比率が少ないほど、心血管疾患死と総死亡リスクが少ない」という糖質制限に有利な結論となっています。

糖質摂取比率51・5％のグループと、糖質摂取比率72・7％のグループを比較しています。

糖質摂取比率が一番少ない51・5％のグループは、一番多い72・7％のグループに比べ、女性においては心血管疾患死のリスクが59％、総死亡リスクが79％、男女合わせると、それぞれ、74％、84％という結論で、糖質制限群がリスク低下に有利。糖質制限食の圧勝です。

⑮前向きコホート研究（＊15）

中国・上海のコホート研究で、「糖質摂取量が多いほど心血管疾患の発症リスクが高い」という結論で、やはり糖質制限食に有利なエビデンスです。

1日あたりの糖質摂取量によって4群に分けた時、糖質摂取量が多いほど、心血管疾患の発症リスクが高いという結果になりました。

女性が6万4854人で、平均追跡期間が9・8年、男性が5万2512人で、平均追跡期間が5・4年、合計11万7366人を対象に調べた研究です。

以下に詳しい数字を載せてみます。

女性　心血管疾患発症リスク

1．糖質摂取量／日264g未満……………………1・00
2．糖質摂取量／日264〜282g未満…………1・19
3．糖質摂取量／日282〜299g未満…………1・76
4．糖質摂取量／日299g以上…………………2・41

男性　心血管発症リスク

1．糖質摂取量／日296g未満……………………1・00
2．糖質摂取量／日296〜319g未満…………1・50
3．糖質摂取量／日319〜339g未満…………2・22
4．糖質摂取量／日339g以上…………………3・20

1つ前の⑭の研究も、この⑮の研究も、糖質大量摂取の弊害（心血管疾患リスク）を如実《にょじつ》に示しています。糖質摂取が少ないほど、心血管疾患リスク軽減において有利になることも示しています。

⑯前向きコホート研究（＊16）

『ＰＬｏＳ Ｏｎｅ』に２０１５年に掲載された、国立がん研究センターによる多目的コホート研究（ＪＰＨＣ研究）です。日本初の前向きコホート研究で、「低炭水化物食で2型糖尿病リスクが低下する」という結論です。

登録されたのは、ＪＰＨＣ研究の2次調査参加者のうち、糖尿病の既往歴がない45〜75歳の男性2万7799人と、女性3万6875人です。5年間で集計されました。「日本人女性において『低炭水化物、高タンパク・高脂質食』が、2型糖尿病リスク低下と関連」という結論となりました。高炭水化物食群に比し、最も低い炭水化物食の群では、糖尿病発症リスクが4割低下していました。

さらに「低炭水化物／高動物性タンパク質・高脂質スコアが高いほど、糖尿病リスクが低下」する傾向が見られました。肉や魚や卵をしっかり摂取する糖質制限食には、大きな追い風となる研究結果でした。

⑰前向きコホート研究（＊17）

２０１７年８月に『ランセット』に発表された研究です。カナダのマックマスター大学のデフガン博士らが報告しています。

５大陸18カ国の35～70歳（２００３年１月時点）の13万５０００例以上を、約７年半（中央値）追跡しています。全死亡および心血管疾患への食事の影響を検証した、大規模疫学前向きコホート研究（ＰＵＲＥ）です。

「炭水化物の摂取比率が多いほど、総死亡率が上昇し、脂質の摂取比率が多いほど、総死亡率が低下」という結論で、糖質制限食に有利なエビデンスです。まさに夏井睦先生のいう『炭水化物が人類を滅ぼす』ですね。

《論文の内容を要約》

①炭水化物摂取量の多さは全死亡リスク上昇と関連。

②総脂質および脂質の種類別の摂取は、全死亡リスクの低下と関連。

③総脂質および脂質の種類は、心血管疾患、心筋梗塞、心血管疾患死と関連しない。

④飽和脂質は脳卒中と逆相関している。

炭水化物の摂取比率		総死亡率
1群	46・4%	4・1%
2群	54・6%	4・2%
3群	60・8%	4・5%
4群	67・7%	4・9%
5群	77・2%	7・2%

脂肪の摂取比率		総死亡率
1群	10・6%	6・7%
2群	18・0%	5・1%
3群	24・2%	4・6%
4群	29・1%	4・3%

5群　35・3%　4・1%

（＊12）Halton TL, et al. Low-carbohydrate-diet score and the risk of coronary heart disease in women. N Engl J Med. 2006 Nov 9;355(19):1991-2002.
（＊13）Siri-Tarino, P.W., et al., Meta-analysis of prospective cohort studies evaluating the association of saturated fat with cardiovascular disease. Am J Clin Nutr, 2010. 91(3):535-46.
（＊14）Br J Nutr, 2014 Sep; 112(6): 916-924.
（＊15）Am J Epidemiol. 2013 Nov 15;178(10):1542-9.Dietary carbohydrates, refined grains, glycemic load, and risk of coronary heart disease in Chinese adults.
（＊16）Low-Carbohydrate Diet and Type 2 Diabetes Risk in Japanese Men and Women: The Japan Public Health Center-Based Prospective Study.
https://journals.plos.org/plosone/article?id=10.1371/journal.pone.0118377
（＊17）ランセット・オンライン　２０１７年８月29日号
https://doi.org/10.1016/S0140-6736(17)32252-3

以上、ご紹介した⑫～⑰の研究は、前向きコホート研究であり、信頼度は上から2番目です。つまり、RCT論文と合わせると、糖質制限食の安全性の肯定に関しては、EBMに基づき、少なくとも17の信頼度の高い研究論文が存在するわけです。

また、国際糖尿病連合（IDF）が策定した2007年の「食後血糖値の管理に関するガイドライン」および2011年の「食後血糖値の管理に関するガイドライン　改訂版」によれば、食後高血糖は、大血管合併症の独立した危険因子であり、酸化ストレスを生じ血管内皮を障害し、糖尿病網膜症やIMT肥厚（動脈硬化の指標の1つ「内膜中膜複合体肥厚」）、認知障害、がん発症リスク上昇とも関連するとのことです。

糖質制限食により、食後高血糖を防ぐことの意味は、たいへん大きいと思います。

カロリー制限食と糖質制限食、どちらがよい？

短期的効果が極めてよい食事療法（スーパー糖質制限食）と、短期的効果がよくない食事療法（従来の糖尿病食）が、厳然たる事実としてあります。

糖尿病の皆さんは、どちらを選びますか？

資料9　同一摂取カロリー（1400kcal）での血糖日内変動の比較　60代男性Aさん（2型糖尿病）の例

（単位：mg/dl）

	従来の糖尿病食（糖質60%）	スーパー糖質制限食（糖質12%）
朝食前（空腹時）	163	108
朝食後2時間	387	142
昼食前（空腹時）	318	102
昼食後2時間	337	122
夕食前（空腹時）	223	90
夕食後2時間	204	130
眠前	208	120

資料9のデータは、ある2型糖尿患者Aさん（60代男性）の入院時に測定した、同一摂取カロリーでの、糖尿病食（糖質60%）とスーパー糖質制限食（糖質12%）の血糖値の日内変動の比較です。

Aさんの入院時HbA1cは8・6%です。

入院初日から従来の糖尿病食を開始して、2日目に日内変動を測定し、3日目から糖質制限食を開始して、5日目に、糖質制限食での日内変動測定を実施しました。

この方の場合、わずか2日間の糖質制限食で耐糖能が大幅に改善して、空腹時血糖値（食事前）が正常となっています。また、糖質制限食の時には、食後血糖値の上昇は極めて少なく、血糖変動幅も少ないです。

資料9のデータに見るごとく、Aさんは、糖質制限食を実践する限りは正常値ですが、1人前の糖質を摂取すれば、食後高血糖を生じ、確実な糖尿病です。

Aさんのデータで明らかなように、同一摂取カロリーの、「スーパー糖質制限食（糖質12％）」VS「従来の糖尿病食（糖質60％）」においては、短期効果には、顕著な差があります。

2型糖尿病で見られる血糖異常は、「空腹時血糖値、食後血糖値、血糖変動幅」の3つの要因で構成されています。

長い間、空腹時血糖値とＨｂＡ１ｃによって糖尿病コントロール状況の評価をするのが一般的でした。たとえば会社などの健康診断がそうです。

しかし近年、食後血糖値や1日を通しての血糖変動幅が注目されるようになりました。つまり、空腹時血糖値とＨｂＡ１ｃだけでは、動脈硬化のリスクを見落としてしまうのです。

近年では、1日24時間を通しての「血糖変動幅増大」が、最も酸化ストレスと相関していて、次が食後高血糖で、それぞれが心血管疾患のリスクとなるとされています。つまり、食後高血糖と血糖変動幅増大が、糖尿病合併症の元凶であるというエビデンスがあり、それらを生じるのは糖質摂取時だけというのが厳然たる事実なのです。

短期的効果が極めて良好な糖質制限食の長期予後を、過去に日本での経験がないということで懸念される糖尿病専門医が多いようです。

しかし、空腹時血糖値、食後血糖値、1日の平均血糖変動幅のすべてが改善するので、糖尿病に関する動脈硬化のリスク要因は、スーパー糖質制限食では見当たらないといえます。

一方、従来のカロリー制限食では、Aさんのデータでも明らかなように、食後高血糖、血糖変動幅増大は著明で、壊滅的《かいめつてき》にコントロール不良です。

短期的効果がこれほど悪い食事療法を、長期に続けて、よいほうに向かう可能性は皆無であり、長期予後は必然的に不良です。

このように、糖質を摂取しながら糖尿病の治療をするリスクは極めて重大であり、日本糖尿病学会は、早急に糖質制限食を選択肢の1つとして検討することが必要だと思います。

糖質制限食を実施すると、データはこう推移する

以下に、まとめとして、スーパー糖質制限食実践時の、血液・尿検査データの推移を示します。

①血糖値は、糖質制限食実践時にリアルタイムに改善します。
②スーパー糖質制限食なら、HbA1cは月に1～2%改善します。
③空腹時中性脂肪値も速やかに改善します。
④HDLコレステロール値は上昇しますが、上昇の程度と速度に個人差があります。
⑤LDLコレステロール値は低下・不変・上昇と個人差があります。
上昇した人でも、半年～1年、もしくは数年で落ち着くことが多いですが、個人差

があります。

⑥総コレステロール値は、低下・不変・上昇と個人差があります。上昇した人も、半年～1年、もしくは数年で落ち着くことが多いですが、個人差があります。

⑦尿酸値も低下・不変・上昇と個人差があります。上昇した場合は、ほとんどが摂取エネルギー不足が原因です。

⑧尿素窒素はやや増加傾向になる人が多いですが、そのうち落ち着くことが多いです。

⑨クレアチニンは不変です。

⑩シスタチンCも不変です。

⑪血清カリウムも不変です。

⑫血中ケトン体は基準値より高値となりますが、生理的なもので、心配ありません。

⑬尿中ケトン体は初めの3カ月～半年は陽性になりますが、その後、陰性になることが多いです。

⑭脂肪肝に付随するGPTやγGTP値も改善します。

⑮ＴＳＨ、ＦＴ4、ＦＴ3も不変です。

右記に記載していない血液検査や尿検査については、糖質制限食開始前後で差はありません。

江部康二のインスリン分泌能とＨｂＡ１ｃの推移

資料10に示したのは、糖尿人・江部康二のＨＯＭＡ－βの推移です。

ＨＯＭＡ－βは、インスリン分泌指標です。

「３６０×空腹時インスリン値（μU／ml）／空腹時血糖値（mg／dl）－63」という計算で求められます。

空腹時に検査しますが、経口糖負荷試験時の2時間値のインスリン分泌量と、よく相関するとされています。

30％以下は軽度、15％以下は顕著なインスリン分泌低下です。

２００２年、52歳の時に糖尿病発症ですから、75歳の現在まで、足かけ23年間、自分

資料10　筆者（江部康二）のインスリン分泌能とHbA1cの推移

	HOMA-β	HbA1c（NGSP）
2004年	12%	5.5%
2008年	21%	5.7%
2009年	29%	5.7%
2012年	40%	5.9%
2014年	40%	5.7%
2015年	25.0%	5.9%
2016年	40.6%	5.9%
2017年	22.97%	5.8%
2018年	31.6%	5.7%
2019年	36.0%	5.8%
2020年	48%	5.7%
2021年	12.6%	5.8%
2022年	33%	5.9%
2023年	18.5%	5.7%
2024年	23.6%	5.5%

自身のインスリン分泌能は、正常よりはやや低いことが多いですが、それなりに保たれているようです。

糖尿人のインスリン分泌能力は、経年的に低下していくのが通常ですから、スーパー糖質制限食実践のおかげだと思います。

江部康二の最近の検査データと解説

江部康二の最近の検査データ（2024年12月）を資料11に示します。

HbA1cは正常範囲内で、5・5％です。

空腹時血糖値は、スーパー糖質制限食でも、正常範囲内でやや高め（正常高値：100〜109㎎／dl）のことがありますが、まあ糖尿病歴20年ですから、仕方ありませんね。

とはいいながら、最近は、早朝空腹時血糖値が、90㎎／dl台のことも時にあるようになりました。今回は99㎎／dlと正常値でした。

GA（グリコアルブミン＝糖化アルブミン……第2章で解説）は正常範囲内で、上限

資料11　筆者（江部康二）の2024年12月（74歳）時点の検査データ

＊(　)カッコ内は基準値

HbA1c	5.5%（4.6 ～ 6.2）
GA〔グリコアルブミン〕	12.8%（11.6 ～ 16.0）
空腹時血糖値	99mg/dl（60 ～ 109）
空腹時インスリン	3.3μU/ml（3 ～ 15）
TSH	1.18μU/ml（0.34 ～ 3.88）
FT4	1.0ng/dl（0.8 ～ 1.8）
FT3	2.8pg/ml（2.1 ～ 4.0）
中性脂肪	94mg/dl（50 ～ 149）
総コレステロール	208mg/dl（150 ～ 219）
HDL-コレステロール	82mg/dl（40 ～ 85）
LDL-コレステロール	107mg/dl（140mg未満）
尿酸	3.2mg/dl（3.4 ～ 7.0）
BUN	14.2mg/dl（8 ～ 20）
クレアチニン	0.60mg/dl（0.6 ～ 1.1）
血清シスタチンC	0.75mg/L（0.61 ～ 1.00）
GOT	27（9 ～ 38）
GPT	21（5 ～ 39）
γ-GTP	36（84以下）
アルブミン	4.5g/dl（3.8 ～ 5.3）
血色素量	13.9g/dl（13 ～ 17）
白血球数	5500（3900 ～ 9800）
赤血球数	441（400 ～ 560）
総ケトン体	2000.0μmol/L（26.0 ～ 122）
β-ヒドロキシ酪酸	1790.0μmol/L（76以下） ※糖質制限食のため生理的ケトーシスで問題なし
アセト酢酸	208.0μmol/L（13.0 ～ 69.0）

にはだいぶ余裕があります。これは、スーパー糖質制限食により、食後高血糖がほとんどないためと思われます。

すなわち、「糖化」は正常人なみ、またはそれ以上に予防できていると考えられます。

甲状腺機能は、23年間、常に正常です。

総コレステロールは、心血管疾患との関連性はなく、２００７年以降の脂質異常症（高脂血症）のガイドラインから外れているので、特に問題はありません。

ＨＤＬ－Ｃは多めです。ＬＤＬ－Ｃは今回は正常です。

中性脂肪値は94㎎／dlと、前回（２０２３年9月、65㎎／dl）よりやや多いのは、お酒の影響でしょうか。

ＨＤＬ－Ｃが82㎎／dl（目標は60㎎／dl以上）と多く良好ですが、中性脂肪値が94㎎／dlです。お酒を減らして中性脂肪値80㎎／dl以下を目指せば、小粒子ＬＤＬ－Ｃや酸化ＬＤＬ－Ｃはほぼ皆無で、良好なパターンとなります。

スーパー糖質制限食なので、高タンパク・高脂質食なのですが、尿酸は正常値よりやや低めですね。

尿酸は抗酸化物質でもあるのですが、スーパー糖質制限食実践で、私の身体には酸化ストレスが極めて少ないので、尿酸も少ないのだと思われます。尿酸も食べ物由来は2割程度で、あとは個人の体質ですので、こんなものでしょう。

高タンパク食ですが、BUN（尿素窒素）もクレアチニンもシスタチンCも正常なので、腎機能も問題なしです。

焼酎などぼちぼち飲む割には、肝機能も正常です。(^_^)

インスリンは、基礎分泌が3・3μU／mlと正常範囲で低めですが、空腹時血糖値が99mg／dlと正常なので問題ないです。むしろ、少ないインスリン分泌量で、血糖値は正常なので、好ましいパターンといえます。

狩猟・採集時代のご先祖のインスリン分泌も、こんなものだった可能性が高いです。

血糖値がコントロールできている限り、インスリン分泌は少なければ少ないほど、身体には優しいのです。過剰なインスリンは、百害あって一利なしです。

総ケトン体は2000μmol／L（基準値は26～122）、ケトン体のうちβヒドロキシ酪酸《らくさん》は1790μmol／L（基準値は76以下）、アセト酢酸は208μmol／L（基準値は13～

69）と、ケトン体は一般的基準値に比べればかなり高値ですが、生理的ケトーシスであり、問題ありません。

すなわち、私の血中ケトン体値は、あくまで生理的範囲のもので、インスリン作用は一定程度確保されていて、空腹時血糖値も99㎎／dlと正常です。

見方を変えれば、農耕以前の人類みな糖質制限食だった頃は、私のような血中ケトン体値のデータが当たり前で、人類の標準だったと考えられます。

スーパー糖質制限食実践中の人の血中βヒドロキシ酪酸の標準値は、200〜800〜1200〜2000μmol／Lくらいと考えられますが、3カ月くらい経過すると、尿中ケトン体は陰性になります。

これは、スーパー糖質制限食実践で、心筋・骨格筋などの体細胞が、日常的に効率よくケトン体をエネルギー源として利用できるようになったため、尿中に排泄《はいせつ》されないのだと考えられます。

他方で、ケトン食レベルの人たちの、血中βヒドロキシ酪酸は、3000〜5000μmol／L程度ですが、尿中ケトン体は、常に陽性です。

なお、糖質制限食開始直後は、血中ケトン体の上昇に伴い、尿中のケトン体も陽性となります。徐々にケトン体の利用効率がよくなるにしたがい、尿中ケトン体は減っていき、やがて陰性となります。

第12章　解決・糖質制限食で起こる心配と問題

（1）糖質制限食と摂取エネルギー不足

エネルギー不足によって生じうる症状

糖質制限食実践中に、好ましくない症状が出現することがあります。

「全身倦怠感《けんたいかん》」「こむら返り」「力が出ない」「高尿酸血症」「髪が抜ける」「生理がとぶ」「色素性痒疹《ようしん》」「低T3症候群」などです。

これらの症状のうちの多くは、摂取エネルギー不足によって生じています。

「色素性痒疹」「生理がとぶ」「髪が抜ける」「高尿酸血症」「力が出ない」「全身倦怠感」「低T3症候群」は、摂取エネルギー不足により出現した可能性が高いです。

つまり、「こむら返り」以外は、すべて摂取エネルギー不足により生じているといえます。

各患者さんに、栄養指導を行ったところ、これらの症状を訴える人は、ほぼすべて「糖質制限＋脂質制限」を実践していて、結果として摂取エネルギー不足となっていたのです。

糖質制限食開始時に、おそらく長年の習慣で、脂質まで制限してしまう方々がおられます。この場合「糖質制限＋脂質制限」となりますので、食べるものは、白身魚や鶏のササミなどヘルシーとされるタンパク質と、葉野菜や海藻・きのこ類が主となります。

こうなると、本人は気がつかないまま、摂取エネルギーはかなり少なくなり、厚生労働省のいう「推定エネルギー必要量」を大幅に下回り、さまざまな症状と検査データの変化が生じます。

摂取エネルギーが不足することによって生じる症状には、先ほどの全身倦怠感、髪が抜ける、生理不順、色素性痒疹のほか、筋力低下、無気力、体重の減りすぎ、低体温、冷えといったものがあります。

このうち、全身倦怠感、髪が抜ける、生理不順、筋力低下、無気力、低体温、冷えなどの症状は、甲状腺機能低下症でも見られるので、区別がつきにくいこともあります。ただ甲状腺機能低下症では、体重が増加することが多いので（約6割）、参考になると思います。また、甲状腺機能低下症は、橋本病（慢性甲状腺炎）などの原疾患がない限り、そんなに簡単に発症することはありません。

心配であれば、甲状腺機能検査をすれば、明白になります。

・遊離T3（FT3）基準値：2・1〜3・8pg／ml
・遊離T4（FT4）基準値：0・82〜1・63ng／dl
・甲状腺刺激ホルモン（TSH）基準値：0・38〜4・31μU／ml

FT4、TSHが正常なら、甲状腺機能は正常と考えてよいです。

（2）糖質制限食と検査データの変化

摂取エネルギー不足によって生じうる検査データの変化

摂取エネルギーが不足している際に生じる検査の数値の変化には、以下のようなものがあります。

①低Ｔ３症候群

ＦＴ３が低値で、ＦＴ４、ＴＳＨがともに正常な病態を「低Ｔ３症候群（Low T3 syndrome)」といい、摂取エネルギー不足や低栄養の時に見られます。慢性消耗性《しょうもうせい》の疾患です。たとえば、神経性食思不振症《しょくしふしんしょう》などでは比較的よく見られます。

これらは、低栄養のため、見かけ上、ＦＴ３が低値なだけで、本当の甲状腺機能低下症ではありません。

②高尿酸血症

カロリー（摂取エネルギー）不足で尿酸が上昇します。たとえば絶食すると、尿酸は急増します。（5）で詳しく述べます。

③低ＣｈＥ（コリンエステラーゼ）血症

肝機能検査で見る数値の1つですが、摂取エネルギー不足で低下します。

④アルブミン値の低下

人体の大事なタンパク質です。摂取エネルギー不足で低下します。基準値は「4・1～5・3g／dl」ですが、4・3g／dl以上は確保しないと、健康度が維持できません。

糖質制限食開始後に見られる好ましくない症状のほとんどが、このように摂取エネルギー不足からきています。

甲状腺機能低下症などといきなり飛躍したりせずに、まずは普通に摂取エネルギー不足を考慮してみていただけたらと思います。

（3）糖質制限食と全身倦怠感

長年の思い込みから「脂質」制限をしてしまう

糖質制限食実践中の糖尿病患者さんで、一番多く（といっても、せいぜい数％以下ですが）経験したのが、「血糖値とＨｂＡ１ｃは速やかに改善したが、全身倦怠感、筋力低下、痩せすぎなどで困っている」という訴えでした。

これらの患者さんに対して、高雄病院の管理栄養士が面談して、食事を詳細に検討しました。その結果、ほぼ全員が摂取エネルギー不足でした。

たとえば、男性で１日あたり１２００キロカロリーとか、女性では１日あたり１００0キロカロリーぐらいしか摂っていないという状態です。

この症状に対して、当然のことですが、糖質制限食の範疇《はんちゅう》で摂取エネルギーを増やして、厚生労働省のいう「推定エネルギー必要量」を満たしてもらうと、皆さん、「全身倦怠感、筋力低下、痩せすぎ」は速やかに改善しました。

ご高齢で、少食タイプの場合、高雄病院の給食のスーパー糖質制限食の1食分「約500キロカロリー」を食べきれない方が、ときどきおられます。

このような時は、間食にチーズ、ナッツ類を摂ったり、料理にオリーブオイルやエゴマ油を積極的に使って、とにかく摂取エネルギーを増やすことが、唯一の解決策です。ココナッツオイルやMCTオイルなどの中鎖脂肪酸もよいです。

また、特に少食ではなくても、長年の習慣と思い込みで、「糖質制限+脂質制限」を無意識レベルで実践してしまう方がいます。この場合は、タンパク質、葉野菜、海藻、きのこ類などばかりを食べるので、結果として摂取エネルギー不足になります。

刺身や焼き魚や鶏のササミや豆腐などのタンパク質食材は、ヘルシーなイメージなのですが、基本は低カロリー食材なのです。

「糖質制限+脂質制限」で、体力を消耗してしまった方は、脂質をしっかり摂取していただければ、エネルギー不足はたちどころに解決して、体力も元に戻ります。

（4）糖質制限食と色素性痒疹

色素性痒疹も低カロリー食が原因

色素性痒疹《ようしん》についても、しばしば質問されます。色素性痒疹とは、うなじや胸、背中など上半身に赤く広がり、強いかゆみを伴う丘疹《きゅうしん》で、若い女性に多く見られます。繰り返すうちに網目状の色素沈着が残ります。

糖質制限との関係がいわれることが多いですので、糖質制限食が原因なのか、それともカロリー制限のせいなのか、検討してみました。

結論をいいますと、「ほぼすべての色素性痒疹は、低カロリー食が原因である」ということになります。

一方で、低カロリー食を実践しても、色素性痒疹が出ない人も多いので、「低カロリー食に対する人体の反応パターン」に個人差があるのだと考えられます。

『徳島赤十字病院医学雑誌Vol.22』（２０１７年発行）に掲載された論文において、色素性瘙疹の症例が18例紹介されています(＊1)。

本論文の執筆者は、「糖質制限ダイエット中に発症した色素性痒疹の1例」ということで、発表しておられます。

しかし、結論からいうと、この論文の18症例の検討により、「極端な低カロリー食→色素性痒疹発症」という構造がかなり明確となっています。つまり、糖質制限食とは無関係ということです。18例での検討で、まだまだ症例は少ないですので、それ以外のパターンがある可能性もあるとは思います。

本論文の表題となっている自験例の1例でも、尿中ケトン体が4＋と高値で、糖質制限中とはいえ、極端な低カロリーであった可能性が高いです。

本論文に掲載されている色素性痒疹患者の表において、18症例のうち14例は、2004年より前の症例です。2005年に私が『主食を抜けば糖尿病は良くなる!』を刊行したのが、糖質制限食についての一般向けの本としては本邦初なので、それ以前には糖質制限食は広まっていません。

したがって、ほぼ全員がダイエット中に色素性痒疹を発症していることになりますが、糖質制限ではないカロリー制限食であったと考えられます。

２００４年以前の14例のうち、血中総ケトン体を測定しているのは8例ですが、８６５、６６５、４９０、１１４８、１４９８、１７２５μmol／L……と、全員高値です。血中総ケトン体の基準値は、この論文では「０〜１３０μmol／L」です。

２００４年以前の症例ですから、糖質制限なしの単純低カロリー食であり、ケトン体高値ですので、極端な低カロリー食の可能性が高いです。

血中総ケトン体を測定していない残り6例中の4例は、尿中ケトン体を検査しており、陽性ですので、血中ケトン体も高値だったと考えられます。

糖質制限をしていないのに、血中ケトン体が高値であったのは、かなり極端な低カロリー食であった可能性が高いと考えられます。

つまり、14例中12例は、極端な低カロリー食であった可能性が高いのです。他の2例は、血中ケトン体も尿中ケトン体もともに検査なしで不明です。

また、２００８年以降の4例のうち、2例が血中総ケトン体の測定をしており、２６

50と1969とかなりの高値です。血中総ケトン体を測定していない残り2症例の尿中ケトン体も陽性であり、やはり血中ケトン体高値と考えられます。

2008年以降の4症例が糖質制限食を実践していたか否かは不明ですが、スーパー糖質制限食実践中の筆者のケトン体が「400～800～1200」程度であることを思えば、この「2650と1969」の2例は、やはり極端な低カロリー食の可能性が高いです。

結論です。繰り返しとなりますが、色素性痒疹のほとんどが「糖質制限食」とは無関係に、「極端な低カロリー食→色素性痒疹発症」という発症機序と考えられます。

今までの常識とは異なり、色素性痒疹の本質は、極端な低カロリー状態に対する人体の反応と考えられます。

なお「血中ケトン体高値で摂取エネルギー充分→色素性痒疹発症」というパターンは、ほぼ皆無です。

ケトン食でも色素性痒疹はない

ケトン食とは、低炭水化物、高脂質の食事のことです。小児のてんかん治療のための食事療法としても知られ、糖の代わりにケトン体（脂肪分解時の中間代謝産物）を脳のエネルギー源にすることで発作が軽減されることを目的としています。

このケトン食について解説した『ケトン食の基礎から実践まで』（藤井達哉編集、診断と治療社、２０１１年）の14～16頁、および33～42頁に、ケトン食の副作用・合併症について詳細に記載されていますが、色素性痒疹はありません。

ケトン食実践者で小児てんかん患者なら、ケトン体３種のうちの１つであるβ-ヒドロキシ酪酸（ＢＯＨ）濃度が４０００μmol／L以上が発作予防に望ましい（前掲書43頁）ので、血中総ケトン体はさらに高値で４６００μmol／L以上となります。それでも、色素性痒疹は副作用として記載がありません。

さらに、宗田哲男医師のご研究（＊2）によれば、

①胎盤《たいばん》のβ-ヒドロキシ酪酸（ＢＯＨ）値は基準値の20～30倍
平均２２３５・０μmol／L（60検体）

②臍帯《さいたい》のβ-ヒドロキシ酪酸（ＢＯＨ）値は基準値の数倍〜10倍
平均７７９・２µmol／Ｌ（60検体）
③新生児のβ-ヒドロキシ酪酸（ＢＯＨ）値は、基準値の3倍〜数倍
平均２４０・４µmol／Ｌ（３１２例、生後４日）

ということがわかりました。

β-ヒドロキシ酪酸（ＢＯＨ）の基準値は85µmol／Ｌ以下です。

胎盤と臍帯と新生児では、ケトン体は高値が当たり前で、安全であるということです。

そして、これだけβ-ヒドロキシ酪酸（ＢＯＨ）が高値でも、新生児に色素性痒疹は出現しません。

ここからわかるのは、次のようなことです。

Ⓐ極端な低カロリー食→色素性痒疹出現
Ⓑ血中ケトン体高値で摂取エネルギー充分→色素性痒疹出現なし

Ⓐのパターンで、色素性痒疹が出現しますが、ケトン体高値は原因ではなく、低カロリーのための結果である可能性が高いです。

すなわち、ケトン体は色素性痒疹に関しても無実であり、本来、安全性は極めて高い物質と考えられます。色素性痒疹の本質は、極端な低カロリー状態に対する人体の反応と考えられます。

Ⓑのパターンでは、血中ケトン体がケトン食レベルの４０００㎛ol／Ｌを超える高値でも、充分量のエネルギーを摂取していれば、色素性痒疹は出現しません。

つまり、ケトン体が高いということだけでは、色素性痒疹は出現しないということです。

（＊１）　山﨑佳那子、田蒔舞子、飛田泰斗史「「症例」糖質制限ダイエット中に発症した色素性痒疹の１例」『徳島赤十字病院医学雑誌Vol.22』（２０１７年発行）
https://www.tokushima-med.jrc.or.jp/medicalPersonnel/outsideTheHospital/324/
この論文は、稲門会いわくら病院精神科・中嶋一雄先生にご教示いただきました。ありがとうございます。

（＊2） Ketone body elevation in placenta, umbilical cord,newborn and mother in normal delivery
Glycative Stress Research 2016; 3(3): 133-140
Tetsuo Muneta, Eri Kawaguchi, Yasushi Nagai, Momoyo Matsumoto, Koji Ebe,Hiroko Watanabe, Hiroshi Bando.

（5） 糖質制限食と尿酸値

摂取エネルギー不足で尿酸値が上がる

糖質制限食と尿酸値について、ときどき質問があります。

尿酸値に関しては、糖質制限食実践で、低下する人、不変の人、上昇する人と、個人差が大きいものです。

もともと尿酸値が高値だったのが、糖質制限食で基準値になる人がいますが、これは問題ありません。肥満がある人が糖質制限食で減量に成功すれば、尿酸値が基準値になることは考えられます。

反対に、もともと尿酸値は正常だったのに、糖質制限食実践後に高値となる人が、ときどきおられます。

尿酸高値の一番多い原因は、糖質を制限したことではなく、結果として低カロリーになりすぎた場合です。糖質制限食開始後、急に尿酸値が上昇した時は、栄養指導で確認したところ、ほとんどの人において、摂取エネルギー不足でした。

通常、糖質制限食開始後に、いったん尿酸値が上昇した人も、摂取エネルギー不足を解消すれば、速やかに元の値に戻ることが多いので、経過を見てよいと思います。

体内での尿酸の生成と排泄

尿酸は、尿から排泄されるだけでなく、消化液や汗からも排泄されます。

腎臓からの排泄は、約4分の3を占め、一番多いですが、消化液や汗からの排泄機能も、血清尿酸値の個人差に、ある程度関係しているのでしょう。

体内で尿酸を作りすぎるか、尿からの排泄が悪いため、高尿酸血症になると考えられてきましたが、これらに、腸からの排泄障害や皮膚の汗からの排泄障害も加わることとなりました。
あくまでも私見ですが、この腸や皮膚からの尿酸排泄は、生活習慣やストレスの影響を一番受けやすいような気がします。

高尿酸血症と服薬基準

過去に痛風発作を起こしたことがない人の場合は、尿酸8～9㎎／dlぐらいでも、食事療法と生活習慣の改善で経過を見てよいと思います。

・すでに痛風発作を起こしたことがある場合
・尿酸値8・0㎎／dl以上で、すでに腎障害・尿路結石・高血圧などの合併症のある場合
・無症状であっても、尿酸値が9・0㎎／dl以上の場合

は、薬物療法の適応になります。

高尿酸血症は、狭心症、心筋梗塞、脳梗塞、動脈硬化の危険因子の1つですので、注意が必要です。

男女ともに、尿酸値が7・0㎎／dlまでは基準値内です。これを超えると異常で、高尿酸血症と呼ばれます（＊1）。

高尿酸血症の食事療法

過去に尿路結石のあった人や、家系的に腎臓結石持ちの方々は、尿酸が高値となった時は、梅干しを食べるとか、わかめ・ほうれん草・大根・キャベツ・なす・しいたけなどを摂取して、尿をアルカリ性に保って、尿酸が結晶化しにくいようにして、尿酸値が基準値に戻るのを待つのが安全だと思います。尿路結石の予防になります。

ただ、低カロリーすぎると、どんな内容の食事でも、尿酸値が上昇するので、注意が必要です。

たとえば、断食（絶食）をすると、尿酸値は急激に上昇します。断食前は6㎎／dlであった人が、断食中は9～10㎎／dlに急上昇したりします。

さて、糖質制限食を実践すれば、相対的に高タンパク・高脂質食となります。

尿酸値は、従来、肉の摂りすぎや、ビールの飲みすぎで高値となるということが常識だったのですが、食事由来のプリン体は総量の約20％にすぎず、体内で生合成されるプリン体約80％に比べ、かなり少ないということが判明しました。

たとえば、私、江部康二は、２００２年以来、23年間、スーパー糖質制限食実践で、１日１３０～１５０ｇのタンパク質を摂取していて、かなりの高タンパク食です。

しかしながら、尿酸値は、一貫して２・４～３・５㎎／dl（基準値は３・４～７・０）程度と低いほうです。

尿酸は、体内の酸化ストレスに対抗する物質という説があります。

私はスーパー糖質制限食で、体内の酸化ストレスが少ないので、尿酸も少なくてすんでいるというポジティブな仮説もありかと考えています。

尿酸値を上昇させる要因

自らが痛風患者であり、痛風専門医でもある、元鹿児島大学病院内科教授、納光弘《おさめみつひろ》先生によれば、食事よりストレスや肥満のほうが、尿酸値への影響が多いことがわかってきました。

尿酸を確実に上昇させるのは、重要なものから順番に、

1. ストレス
2. 肥満
3. 大量の飲酒
4. 激しい運動
5. プリン体の摂りすぎ

だそうです。尿酸値に影響を与えるこの5つの要素について、詳しく見ていきましょう。

1. ストレス

じつはストレスが一番、尿酸値を上昇させます。

納光弘先生ご自身が、徹底的に自分で人体実験をされて、ビールより何よりストレスが高尿酸血症の原因と断定しておられます。

納先生は、学会の会頭を引き受けて、忙しくてプレッシャーが高かった時期が、最も尿酸値が上昇したそうです。でも、学会が終了したら、ビールを飲んでも下がったそうです。これは、もっぱら心理的ストレスですね。

一方、断食は、究極の肉体的ストレスという見方もできます。

2．肥満

体重増加も尿酸を増加させる要因なので、糖質制限食で減量すると、尿酸値も低下すると思います。肥満が改善すれば、尿酸値も改善する可能性があります。

3．大量の飲酒

アルコールを大量に（日本酒で1日3合程度以上）飲めば、尿酸値は上昇し、断酒すれば下降します。

アルコールが尿酸値に影響を与える要因は2つあります。

1つは、アルコールが代謝の途中で乳酸になり、乳酸が腎臓からの尿酸排泄を抑制すること。

もう1つは、継続的に多量にアルコールを摂取した時に（日本酒で1日4合以上を毎日）、アルコールが尿酸の代謝を促進させて、尿酸値が上がることです。

なお、お酒に含まれているプリン体自体の量は、体内の尿酸プールの量に比べて少ないので、ほとんど影響はありません。

たとえば、ビール大瓶633ml中のプリン体は、たったの32・4mgにすぎません。

適量のアルコール摂取であれば、ストレスが解消され、尿酸値を下げます。

適量の目安は、日本酒なら1・5合、ビールで約750ml、ワインならグラス2杯、焼酎のお湯割りではコップ2杯程度です。

4．激しい運動

激しい運動は尿酸値を上昇させますが、軽い有酸素運動は大丈夫です。筋トレなどの無酸素運動も、尿酸値を上げます。

5．プリン体の摂りすぎ

プリン体が非常に多い食品は、さすがに大量には摂らないほうがいいでしょう。

しかし、日常的な食生活の中では、プリン体を気にするほどのことはなさそうです。

なぜなら、先にも触れましたとおり、プリン体は約80％が体内で生合成され、食事由来のプリン体は、約20％にすぎないからです。

◎プリン体の多い食品

①極めて多い（100g中、300mg以上）：鶏レバー、白子など

②多い（100g中、200～300mg）：豚レバー、牛レバー、かつお、まいわし、大正えびなど

尿酸プール

尿酸は、プリン体の代謝産物として作られますが、1日で産生される尿酸の総量は、

約700㎎です。

一方で、1日で排泄される尿酸の量も、約700㎎です。その約4分の3の約525㎎は、尿から排泄され、残りの約4分の1の約175㎎は、汗や消化液から排泄されます。

健康な人の体内には、常に1200㎎程度の尿酸がプールされています。

尿酸は、このように毎日産生と排泄を繰り返しながら、一定量を保っています。

尿酸の排泄がうまくいかなくなったり、尿酸が体内で作られすぎると、尿酸値が上がります。

尿酸は、温度が下がるほど結晶化しやすくなります。だから、人体で一番温度の低い足指の関節で、痛風発作を生じやすいのです。

痛風発作の誘因となるのは、アルコールの多飲、激しい運動、ストレス、尿酸値を上げる薬物（利尿剤など）、早食い・大食い、などです。

なお、プリン体は、核酸（DNAおよびRNA）の構成要素として、体内で遺伝情報を保存しています。

また生物が生命活動を行う際に必要とするエネルギーは、プリン体の構成要素であるアデノシン三リン酸（ATP）から供給されます（＊2）。

（＊1） 公益財団法人　痛風・尿酸財団　https://www.tufu.or.jp/gout/gout2/61
（＊2） 帝人ファーマ株式会社のサイトを参考にさせていただきました。
https://medical.teijin-pharma.co.jp/materials/iyaku/detail/skhk4v0000000xuk-att/skhk4v0000000xv1.pdf（会員限定コンテンツ）

（6）糖質制限食とこむら返り

ミネラルが不足すると起きやすい

私は、現在も週1回、テニスをしています。日曜日に、朝11時から12時40分くらいまで練習をして、そのあとダブルスの試合を3～4試合して、帰宅します。家に着くと、16時くらいです。

ですが、幸い、こむら返りは、ほとんど経験したことがありません。

　一方、糖質制限食を開始したところ、こむら返りが起きやすくなったという人が、たまにおられます。

　腓（こむら）というのは「ふくらはぎ」のことです。こむら返りというのは、ふくらはぎに生じる筋肉のけいれんのことで、かなりの痛みを伴います。

　頻度が多いのがふくらはぎの筋肉のけいれんなのですが、基本的にはどこの筋肉にも起こりえます。

　こむら返りの発生メカニズムについては、いろいろな仮説がありますが、明確にはわかっていないようです。

　わかっていることとしては、大ざっぱにいえば、筋肉の収縮においてはカルシウムが重要な役割を果たしていて、一方でマグネシウムは、筋肉を弛緩《しかん》させる役割があるということです。

　カルシウムやマグネシウム、ナトリウムやカリウムなどが、ほどよく協力して、筋肉の収縮や弛緩の調整をしてくれているのだと思います。

　そして、冷えや運動や脱水があって、相対的に血流が不足すると、こむら返りを起こしやすいこともわかっています。

私自身は、糖質制限食開始後、まったくこむら返りを起こしませんでした。

また当初、糖質制限食実践中の患者さんにおいても、こむら返りの訴えはあまりなかったので、気にしていませんでした。

しかし、その後、糖質制限食実践中に、こむら返りが生じる人がたまにおられることが、ブログのコメントなどで判明しました。

また、高雄病院や江部診療所の糖質制限食実践中の患者さんでも、その後まれではありますが、糖質制限食開始後こむら返りを生じる方がおられました。

確かに、野菜・海藻・きのこも摂らない極端な糖質制限食だと、カルシウムなどのミネラル不足で、こむら返りを起こすことがあるようです。一般にカルシウムやマグネシウムが不足すると、こむら返りを起こしやすいとされています。

これらミネラルの補給ですが、カルシウムは、乳製品・小魚・大豆製品・海藻・緑黄色野菜などに多く含まれています。

マグネシウムは、大豆製品・魚介類・海藻・ナッツ類に多く含まれています。

したがって、ミネラルは、これら糖質制限食でのOK食材に多く含まれているので、野菜・海藻・きのこも摂取するスーパー糖質制限食なら、こむら返りも起こらないのだと思います。

サプリを使用することで予防

一方、糖質制限食に関係なく、スポーツの最中やその後にこむら返りを起こすことはよくありますよね。実際、私の所属するテニスクラブのメンバーでも、よくこむら返りを起こすタイプがおられます。

激しいスポーツをして汗をかくと、汗とともに多量のミネラルが身体の外に排出されてしまいます。ですから、カルシウム・マグネシウムなど、ミネラルをちゃんと補給してやらないと、筋肉がけいれんしたり足がつったりします。

糖質制限食の場合、相対的に高脂質・高タンパク食となります。

また、葉野菜や海藻やきのこを摂取するので、食物繊維も豊富です。

自ら1型糖尿人で、スーパー糖質制限食実践中の米国のバーンスタイン医師によれば、野菜に多い食物繊維は、食事中のカルシウムと結合してカルシウム吸収をさまたげ、タンパク質中のリン化合物も、カルシウムとわずかに結合するそうです。

バーンスタイン医師は、「糖質制限食実践中で、チーズ・ヨーグルト・クリームを摂らない人たち、特に閉経後の女性」には、カルシウム補充を勧めています。

つまり、糖質制限食実践中のほとんどの人でサプリは必要ないと思いますが、このバーンスタイン医師がいう条件に当てはまる人や、こむら返りをよく起こす人、またけっこうスポーツをする人は、安価なものでよいですので、カルシウム・マグネシウム剤、あるいはマルチビタミン剤を補充して、こむら返りを予防するのもよいと思います。

スポーツをしない人でも、糖質制限食実践中にこむら返りを起こすことがあります。この場合もカルシウム・マグネシウム剤、マルチビタミン剤でほとんどがよくなります。

なお、漢方薬の芍薬甘草湯《しやくやくかんぞうとう》（68番）もこむら返りに有効です。ただし、芍薬甘草湯を1日3回、2週間以上連用すると、時に血中カリウムが低下することがあるので、連用している人は注意してください。

また、カルニチンが不足するとこむら返りが生じることがあります。カルニチンは、生体の脂質代謝には不可欠のアミノ酸であり、2つのアミノ酸（リジン残基《ざんき》とメチオニン）をもとに、主に肝臓、腎臓、脳で生合成されます。

食材におけるカルニチンは、肉類と乳製品に多く含まれています。また、エルカルチンFFという内服薬があり、保険収載されていますが、高価です。

芍薬甘草湯が無効なこむら返りに、エルカルチンFFが劇的に効くことがあるので、該当する人は、試してみる価値があると思います。

（7）子どもも糖質制限をしてよいか？

小児も成人も妊婦もＯＫ

子どもの食事と糖質制限食について、ときどき質問があります。

つまり、「成長期の子どもに対して、糖質制限食実践は大丈夫？」といった質問です。

結論としては、小児も成人も妊婦も、糖質制限食を実践して、まったく問題はありません。なにせ、人類本来の食事であり、人類の健康食ですので……。

穀物摂取を開始する以前の人類は、700万年間、糖質制限食を実践しながら、日々の暮らしを営み、妊娠、出産、育児もしてきたという歴史的事実があります。

ただ、学校給食のこともありますので、現実には、糖質制限食実践は、社会的なことを考慮すると、小学校などではけっこう大変だと思います。

ですので、「テーラーメードダイエット」を提唱しています。

つまり、朝食と夕食は、糖質制限食を家で食べればよいと思いますが、学校給食を拒否するのは、社会的にはかなり大変なことですので、昼食は給食でやむをえないと思います。

「朝食：糖質制限食、昼食：学校給食、夕食：糖質制限食」

といったパターンが落としどころかと思います。

患者さんに小学校の先生をしている方がおられるので、聞いてみたのですが、午後の1時限目と2時限目は、居眠りする児童がとても多くて、授業するのにたいへん苦労するそうです。まあ、糖質摂取後の血糖値の上昇とその後の急下降で、眠たくなるのは必然といえるのです。

血糖値が60分で60mg／dl以上上昇すると、眠くなります。
その後の60分で60mg／dl以上下降すると、眠たくなります。
これは子どもたちのせいではなく、生理学的な必然なのです。

テーラーメードダイエット

子どもも大人も、健康を目指すだけなら、「人類みな糖質制限食」もありだと思うのですが、地球人口81億８５００万人（２０２４年11月現在）を養うためには、穀物は必須です。

このことを踏まえて、食べ分けが必要と思います。

たとえば、小児、青少年、アトピーやぜんそくのない若い人、成人でも糖尿病やメタボリックシンドロームなどがない人なら、主食を未精製の穀物（たとえば玄米）にして、次頁の「高雄病院　食生活十箇条」の実践でよいと思います。

運動選手など、日常的に運動をしている青少年は、ある程度の量の未精製穀物を摂取しても、筋肉がどんどん血糖を利用するので、ブドウ糖ミニスパイクも生じにくく、大丈夫です。

一方、読書好きなどで運動をあまりしないようなタイプの青少年は、未精製の穀物でも少量に控えておくほうが無難です。

すでに糖尿病を患っている人や、メタボリックシンドロームの人は、糖質制限食がベストの選択です（第2章41頁に載せた「糖質制限食十箇条」を参考にしてください）。

アトピー性皮膚炎などのアレルギー疾患の患者さんに、そして糖尿病や高脂血症などの生活習慣病予防に、「高雄病院　食生活十箇条」を提案します。

「高雄病院　食生活十箇条」

一、主食は未精製の穀物が好ましい（玄米、全粒粉のパンなど）。

二、白パン・白砂糖など精製炭水化物の摂取は極力減らす。

三、発酵食品（味噌、漬け物、納豆など）をきちんと食べる。

四、液体でカロリーを摂らない（飲み物は水、番茶、麦茶、ほうじ茶など）。

五、魚介類はしっかり食べ、肉類は適量を摂る。
六、季節の野菜や海藻はしっかり食べ、旬の果物は少量摂る。
七、オリーブオイルや魚油（ＥＰＡ、ＤＨＡ）など身体によい油脂は積極的に摂る。
八、牛乳は少量にとどめ、チーズやプレーンヨーグルトは適量摂る。
九、できる限り化学合成添加物の入っていない安全な食品を選ぶ。
十、食事は楽しく、ゆっくり、よくかんで。

江部康二（えべこうじ）

1950年京都府生まれ。医師、一般財団法人高雄病院理事長。一般財団法人日本糖質制限医療推進協会代表理事。’74年京都大学医学部卒業。京都大学胸部疾患研究所を経て、’78年から高雄病院に勤務。2001年から「糖質制限食」による糖尿病治療に取り組む。’02年、自らの糖尿病発症を機にさらに研究に力を注ぎ、肥満・メタボ・糖尿病克服に画期的な効果がある「糖質制限食」の体系を確立、これにより自身の糖尿病を克服。’05年『主食を抜けば糖尿病は良くなる！』（東洋経済新報社）で話題となり、以降、糖質制限のパイオニアとして活躍。豊富な症例をもとに研究を続ける。主な著書・監修書に『糖質制限食パーフェクトガイド』（東洋経済新報社）、『食品別糖質量ハンドブック』（宝島社）、『内臓脂肪がストン！と落ちる食事術』（ダイヤモンド社）など多数。

75歳《さい》・超人的健康《ちょうじんてきけんこう》のヒミツ
「スーパー糖質制限《とうしつせいげん》」の実践《じっせん》

2025年3月30日初版1刷発行

著　者 ── 江部康二
発行者 ── 三宅貴久
装　幀 ── アラン・チャン
印刷所 ── 萩原印刷
製本所 ── ナショナル製本
発行所 ── 株式会社光文社
東京都文京区音羽1-16-6（〒112-8011）
https://www.kobunsha.com/
電　話 ── 編集部03（5395）8289　書籍販売部03（5395）8116
制作部03（5395）8125
メール ── sinsyo@kobunsha.com

　ISBN 978-4-334-10589-1

1330
ロジカル男飯
樋口直哉

ラーメン・豚丼・ステーキ・唐揚げ・握りずしなど、万人に好まれる料理を、極限までおいしくするレシピを追求！　料理に対する考えを一変させる、クリエイティブなレシピ集。

978-4-334-10425-2

1331
現代人のための読書入門
本を読むとはどういうことか
印南敦史

「本が売れない」「読書人口の減少」といった文言が飛び交う現代社会。だが、いま目を向けるべきは別のところにあるのかもしれない――。人気の書評家が問いなおす「読書の原点」。

978-4-334-10444-3

1332
長寿期リスク
「元気高齢者」の未来
春日キスヨ

人生百年時代というが、長寿期在宅高齢者の生活は実は困難に満ちている。なぜ助けを求めないのか？　今後増える超高齢夫婦二人暮らしの深刻な問題とは？　長年の聞き取りを元に報告。

978-4-334-10445-0

1333
日本の指揮者とオーケストラ
小澤征爾とクラシック音楽地図
本間ひろむ

「指揮者のマジック」はどこから生まれるのか――。明治時代以降の黎明期から新世代の指揮者まで、それぞれの個性が炸裂する、指揮者とオーケストラの歩みと魅力に迫った一冊。

978-4-334-10446-7

1334
世界夜景紀行
丸田あつし
丸々もとお

夜景をめぐる果てしなき世界の旅へ――。世界114都市、602点収録。ヨーロッパから中東、南北アメリカ、アジア、アフリカまで。夜景写真&評論の第一人者が挑んだ珠玉の情景。

978-4-334-10447-4

1335
働かないおじさんは資本主義を生き延びる術《すべ》を知っている
侍留啓介

起業家にも投資家にもならず、この社会の「勝ち組」になることは可能か？　商社・コンサル・起業を経て経営科学を修めた著者が、実務経験と学識をもとに現代日本のキャリア観を問い直す。

978-4-334-10473-3

1336
つくられる子どもの性差
「女脳」「男脳」は存在しない
森口佑介

男児は生まれつき落ち着きがない、女児は発達が早い——子どもの特徴の要因を性別に求めがちな大人の態度をデータで一刀両断。心理学・神経科学で「性差」の思い込みを解く。

978-4-334-10474-0

1337
ゴッホは星空に何を見たか
谷口義明

《ひまわり》や《自画像》などで知られるポスト印象派の画家・ゴッホ。彼は星空に何を見たのか？　どんな星空が好きだったのか？　天文学者がゴッホの絵に隠された謎を多角的に検証。

978-4-334-10475-7

1338
全天オーロラ日誌
田中雅美

カナダでの20年以上の撮影の記録を収め、同じ場所からの撮影や一度きりの場所まで、思い立った場所での撮影日誌。第一人者が追い求めた、季節ごとに表情を変えるオーロラの神秘。

978-4-334-10476-4

1339
哲学古典授業
ミル『自由論』の歩き方
児玉聡

なぜ個人の自由を守ることが社会にとって大切なのか？　この問いに答えた『自由論』は現代にこそ読むべき名著。京大哲学講義をベースに同書をわかりやすく解く「古典の歩き方」新書。

978-4-334-10508-2

光文社新書

1340
グローバルサウスの時代
多重化する国際政治
脇祐三

米中のどちらにも与《くみ》せず、機を見て自国の利益最大化を図る。インドや中東、アフリカ諸国の振る舞いからグローバルサウスの思考体系と行動原理を知り、これからの国際情勢を考える。

978-4-334-10509-9

1341
映画で読み解く イギリスの名門校《パブリック・スクール》
エリートを育てる思想・教育・マナー
秦由美子

世界中から入学希望者が殺到する「ザ・ナイン」とは何なのか。エリートを輩出し続けるパブリック・スクールの実像を、「ハリー・ポッター」シリーズをはじめ7つの映画から探る。

978-4-334-10510-5

1342
海の変な生き物が教えてくれたこと
清水浩史

外見なんて気にするな、内面さえも気にするな！　水中観察30年の海と島の達人が、「地味で一癖ある」「厄介者」なのになぜか惹《ひ》かれる10の生き物を厳選、カラー写真とともに紹介する。

978-4-334-10511-2

1343
イスラエルの自滅
剣によって立つ者、必ず剣によって倒される
宮田律

民間人に多大な犠牲者を出し続けているハマスとイスラエルによる「ガザ戦争」。イスラエルはなぜ対話へと舵《かじ》をきらずに平和が遠のいているのか。その根源と破滅的な展望を示す。

978-4-334-10543-3

1344
知的障害者施設　潜入記
織田淳太郎

知人に頼まれ、「知的障害者施設」で働きはじめた著者が見たものとは？　入所者に対する厳罰主義、虐待、職員による「水増し請求」――驚きの実態を描いた迫真のルポルタージュ。

978-4-334-10544-0

1345
だから、お酒をやめました。
「死に至る病」5つの家族の物語
根岸康雄

わかっちゃいるけど、やめられない……そんなアルコール依存症の「底なし沼」から生還するためには、何が必要なのか。五者五様の物語と専門家による解説で、その道のりを探る。

978-4-334-10545-7

1346
恐竜はすごい、鳥はもっとすごい！
低酸素が実現させた驚異の運動能力
佐藤拓己

中生代の覇者となった獣脚類、その後継者である鳥は、低酸素への適応を通じなぜ驚異の能力を獲得できたのか。地球の歴史と共に、身体構造や進化の歴史、能力の秘密に、新説を交え迫る。

978-4-334-10546-4

1347
地方で拓《ひら》く女性のキャリア
中小企業のリーダーに学ぶ
野村浩子

地方の中小企業で地道にステップアップした女性リーダーたちをベテランジャーナリストが徹底取材。本邦初、地方で働き続けたい女性、そして雇用者のための「地元系キャリア指南書」。

978-4-334-10552-5

1348
ひのえうま
江戸から令和の迷信と日本社会
吉川徹

1966（昭和41）年、日本の出生数が統計史上最低を記録した。干支《えと》にまつわる古くからの迷信は、なぜその年にだけ劇的な出生減をもたらしたのか？　60年周期の「社会現象」を読み解く。

978-4-334-10553-2

1349
バスケットボール秘史
起源からNBA、Bリーグまで
谷釜尋徳

19世紀末に宗教界の生き残り策として生まれたバスケットボールの世界的な普及と日本への伝来、五輪やNBAへの挑戦、ブームからやがて文化になるまでの歴史を、豊富な資料をもとに探る。

978-4-334-10554-9

光文社新書

1350
関係人口
都市と地方を同時並行で生きる
高橋博之

地方だけでなく都市も限界を迎えている日本にとって「関係人口＝地域外に拠点を置きながら地域と継続的に関わる人々」は救いの哲学となるのか？　情熱的な新・地方創生論。

978-4-334-10585-3

1351
日本一ややこしい京都人と沖縄人の腹の内
仲村清司

京都人＝イケズ⁉︎　沖縄人＝排他的⁉︎　実際はどうなの——⁉︎　京都に拠点を置きながら沖縄に通う生活を送る著者が、両地の知られざる〝遠くて近い、深い関係〟に着目した本邦初の一冊。

978-4-334-10586-0

1352
文化系のための野球入門
「野球部はクソ」を解剖する
中野慧

一高、天狗倶楽部、朝日新聞、武士道、ニュージャーナリズム、スポーツ推薦、スクールカースト、女子マネージャー……。これまで顧みられなかった「日本の野球文化」を批評する。

978-4-334-10587-7

1353
37歳で日本人最速投手になれた理由
これからの日本野球
齋藤隆

ベイスターズとイーグルスで日本一、MLBドジャースで地区優勝。NPBもMLBも知悉した著者による野球論、ピッチング論、トレーニング論、コーチング論、ビジネス論。

978-4-334-10588-4

1354
75歳・超人的健康のヒミツ
「スーパー糖質制限」の実践
江部康二

歯・耳・目、全てよし、内服薬なし、血圧・体重も維持、夜間尿なし…52歳で糖尿病を発症も、若さと健康を保っている糖質制限のパイオニア医師が、あらゆる角度から元気の秘訣を公開。

978-4-334-10589-1